艾滋病防治
一线医师手册

AIZIBING FANGZHI
YIXIAN YISHI SHOUCE

名誉主编／江　南

主　　编／杨兴祥

副 主 编／杨仁国　王蜀强

编　　委／林健梅　黄仁刚　徐开菊　罗婷婷
　　　　　周巧灵　贺微微　耿晓霞

秘　　书／杨仁国

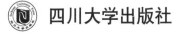

四川大学出版社

项目策划：龚娇梅
责任编辑：龚娇梅
责任校对：张　澄
封面设计：墨创文化
责任印制：王　炜

图书在版编目（CIP）数据

艾滋病防治一线医师手册 / 杨兴祥主编．— 成都：
四川大学出版社，2019.11
　　ISBN 978-7-5690-3244-4

　　Ⅰ．①艾…　Ⅱ．①杨…　Ⅲ．①获得性免疫缺陷综合征
—防治—手册　Ⅳ．① R512.91-62

中国版本图书馆 CIP 数据核字 (2019) 第 272759 号

书名	艾滋病防治一线医师手册
主　　编	杨兴祥
出　　版	四川大学出版社
地　　址	成都市一环路南一段 24 号（610065）
发　　行	四川大学出版社
书　　号	ISBN 978-7-5690-3244-4
印前制作	四川胜翔数码印务设计有限公司
印　　刷	成都东江印务有限公司
成品尺寸	130mm×185mm
印　　张	6
字　　数	139 千字
版　　次	2020 年 6 月第 1 版
印　　次	2020 年 6 月第 1 次印刷
定　　价	38.00 元

扫码加入读者圈

四川大学出版社
微信公众号

前　言

　　艾滋病为严重威胁人类健康的重大传染病之一，从1981年美国发现第一例艾滋病时的恐惧和束手无策，经过科学家们 30 多年的不懈努力，到现在抗病毒药物种类不断增多，抗病毒活性强，耐受性好，药物负担少等，人类在治疗艾滋病领域取得了巨大进步。通过有效抗病毒治疗，艾滋病病毒感染者和艾滋病患者同其他慢性病患者一样，可以长期生存。国家实施免费的艾滋病抗病毒药物治疗政策以来，对所有艾滋病病毒感染者和患者，均建议实施抗病毒治疗，即实行"发现即治疗"。实施规范的抗病毒治疗可有效抑制病毒复制，降低传播危险，延缓发病，延长生命，提高生活质量，减少艾滋病病毒传播。规范的暴露后预防用药可以有效降低感染艾滋病病毒的风险，通过有效的母婴阻断措施，可大大减少将艾滋病病毒传染给胎儿或婴儿的机会。

　　本书针对艾滋病一线医务人员在艾滋病防治工作中的具体困惑进行编写，注重实用性，通俗易懂，贴近临床；致力于解决一线医生在实际工作经常会遇到的问题，如职业暴露的预防，机会性感染的诊治和预防，抗病毒治疗方案选择和调整，特殊人群抗病毒治疗，抗病毒治疗不良反应处理，药物相互作用等。

本书在编写过程中得到四川省医学科学院·四川省人民医院王莉副院长的悉心指导和大力支持，在此表示衷心的感谢！

限于编者水平，内容中不妥之处在所难免，望读者不吝赐教，批评指正。

杨兴祥
2019 年 11 月

目　　录

第一章

病原学

人类免疫缺陷病毒（human immunodeficiency virus，HIV），亦称艾滋病病毒，1984 年首次被证实是引起获得性免疫缺陷综合征（AIDS）的病原体，1986 年被国际病毒学分类委员会统一命名为人类免疫缺陷病毒。HIV 是 RNA 病毒，属于逆转录病毒科慢病毒属，包括 HIV－1 和 HIV－2 两型。HIV 为 100～120 nm 直径的球形颗粒，由胞膜和核心两部分组成，胞膜为病毒的最外层，由两层类脂构成，在病毒由人细胞芽生至细胞外时形成，包括外膜糖蛋白 gp120 和跨膜糖蛋白 gp41。在包膜下和核衣壳之间有一基质蛋白（MA，p17），组成病毒内壳。核心由衣壳蛋白（CA，p24）组成，衣壳内包括两条完全一样的病毒单股正链 RNA、核衣壳蛋白（NC）和病毒复制所必需的酶类，即逆转录酶（RT，p51/p66）、整合酶（IN，p32）和蛋白酶（PR，p10）。

HIV 基因组全长约 9700 bp，两端各有一个长末端重复（long terminal repeat，LTR）序列，长约 634bp。LTR 含有调控 HIV 基因表达的 DNA 序列，可被 HIV 的蛋白或者宿主蛋白所触发，进而控制新病毒的产生。HIV 基因组还含有 9 个基因，包括 3 个结构基因（*gag*、*pol* 和 *env*）、2 个调节基因 [反式激活因子（tat）和毒粒蛋白表达调节因子（rev）] 和 4 个辅助基因 [负调控因子（nef）、病毒蛋白 r（vpr）、病毒蛋白 u（vpu）和病毒感染因子（vif）]。

gag 基因（310～1869 bp）编码病毒核心的的结构蛋白，产生一个前体蛋白（p55），裂解成四个较小的蛋白，分别为 p18、p24、p9、p7，它们共同构成病毒的核心蛋白结构。pol 基因编码一个较大的前体肽，包含 3 个蛋白产物，分别为蛋白酶 p13、反转录酶 p66/p51、整合酶 p31。env 基因编码一个含糖多肽前体 gp160，后被裂解为外膜糖蛋白 gp120 和跨膜蛋白 gp41。

2 个调节基因和 4 个辅助基因主要负责 HIV 病毒的生活周期和致病作用。其中 tat 编码蛋白 p41，上调 HIV 在转录和转录后水平的表达。rev 是 HIV 病毒复制所必需的，促进未拼接的病毒 mRNA 从细胞核转移到细胞质，对调控蛋白有负调控作用，对结构蛋白有正调控作用，在缺乏 rev 时，gap 和 env 蛋白不能合成。nef 编码蛋白 p27，通过下调 LTR 的表达，降低 HIV 感染细胞的 $CD4^+$ T 淋巴细胞的表达，对 HIV 复制起负调控作用。vpr 编码一个蛋白 p51，具有弱的逆转录激活作用，协助转运病毒整合前复合物到细胞核，促进病毒蛋白的产生。vpu 编码的蛋白影响新病毒蛋白的装配和释放。

根据病毒基因组的序列测定，目前有 3 组 13 个亚型，包括 M 组的 A、B、C、D、E、F、G、H、I、J、K 亚型，O 组的 O 亚型，N 组的 N 亚型。我国以 HIV-1 为主要流行株，目前有 A、B（欧美 B）、B'（泰国 B）、C、D、E、F 和 G 8 个亚型，以及不同流行重组型。目前流行的 HIV-1 主要亚型是 AE 重组型。其中从 1999 年起，HIV-2 型感染者在我国部分地区逐渐出现。

HIV 为一种具有很强变异性的病毒，不同基因的变异程度不同，其中 env 基因变异率最高。HIV 发生变异的原因包括反转录酶无校正功能导致的随机变异、病毒在体内高频率复制、宿主的免疫压力选择、病毒 DNA 与宿主 DNA 之间的重组、药物选择压力。其中不规范的高效抗逆转录病毒治疗（highly active antiretroviral therapy，HAART）以及患者依从性差是导致耐药性的重要原因。

HIV 需借助易感细胞表面的受体进入细胞，包括第一受体（CD4，主要受体）和第二受体（CCR5 或 CXCR4 等辅助受体）。根据 HIV 对辅助受体利用的特性，可将 HIV 分为 X4 型和 R5 型毒株。R5 型病毒通常只利用 CCR5 受体，而 X4 型病毒常常同时利用 CXCR4、CCR5 和 CCR3 受体。值得注意的是，在疾病的早期阶段，HIV 常利用 CCR5 作为辅助受体，而在疾病进程晚期时，病毒常利用 CXCR4 作为辅助受体。

HIV 感染人体细胞主要包括以下几个步骤：

（1）吸附、膜融合及穿入：HIV-1 感染人体后，选择性地吸附于靶细胞的 CD4 受体上，在辅助受体的协助下进入宿主细胞；

（2）反转录、入核及整合：胞质中病毒 RNA 在反转录酶作用下，形成互补 DNA（cDNA），在 DNA 聚合酶作用下病毒双链线性 DNA 在胞质完成合成。进入细胞核内，在整合酶的作用下整合到宿主细胞的染色体 DNA 中。这种整合到宿主 DNA 后的病毒 DNA 即被称为"前病毒"；

（3）转录及翻译：前病毒被活化而进行自身转录时，在细胞 RNA 聚合酶的催化下，病毒 DNA 转录形成 RNA，一些 RNA 经加帽加尾成为病毒的子代基因组 RNA；另一些 RNA 经拼接成为病毒 mRNA，在细胞核蛋白体上转译出病毒的结构蛋白（Gag、Gag-Pol 和 Env 前体蛋白）和各种非结构蛋白，合成的病毒蛋白在内质网核糖体进行糖化和加工，在蛋白酶作用下裂解，产生子代病毒的蛋白和酶类；

（4）装配、成熟及出芽：Gag 和 Gag－Pol 前体蛋白与病毒子代基因组 RNA 在细胞膜的内面进行包装，gp120 和 gp41 转运到细胞膜的表面，与正在出芽的 Gag 和基质蛋白 MA 相结合，通过芽生从细胞膜上获得病毒体的包膜，形成独立的病毒颗粒。在出芽的中期或晚期，病毒颗粒中的 Gag 和 Gag－Pol 前体蛋白在病毒自身的蛋白酶作用下裂解成更小的病毒蛋白，包括 Gag 中的 p17、p24、p7、p6 以及 Pol 中的逆转录酶、整合酶和蛋白酶。这些病毒蛋白与子代基因组 RNA 再进一步地组合，最后形成具有传染性的成熟的病毒颗粒。

HIV 在外界抵抗力不强，对物理因素和化学因素的抵抗力较弱。HIV 对热很敏感，56℃处理 30 min，HIV 在体外对人的 T 淋巴细胞即失去感染性，但不能完全灭活血清中的 HIV；100℃处理 20 min 可将 HIV 完全灭活；一般消毒剂，如 70％乙醇、碘酊、过氧乙酸、戊二醛、次氯酸钠等均可对 HIV 进行有效灭活。但紫外线或 γ 射线不能灭活 HIV。

参考文献

1. 林果为，王吉耀，葛均波，等，实用内科学［M］. 15 版 . 北京：人民卫生出版社，2017.

2. 中华医学会感染病学分会艾滋病丙型肝炎学组 中国疾病预防控制中心. 中国艾滋病诊疗指南（2018 版）［J］. 中华内科杂志，2018，57（12）：867－884.

3. 王宇明，李梦东，等，实用传染病学［M］. 4 版 . 北京：人民卫生出版社，2017.

第二章

发病机制

HIV 主要侵犯人体免疫系统，目标主要包括 CD4$^+$T 淋巴细胞、单核－巨噬细胞和树突状细胞等，依据对不同类型的细胞的趋向性不同，HIV 亚株分为嗜 T 淋巴细胞毒株、嗜巨噬细胞毒株和双嗜性毒株。感染者发病与 HIV 含量、毒力、变异及 CD4$^+$T 淋巴细胞数量、功能和机体免疫状况等有关。主要表现为 CD4$^+$T 淋巴细胞数量不断减少，人体细胞免疫功能缺陷，各种机会性感染和肿瘤等。

HIV 进入人体后，首先到达局部淋巴结，5 天左右即可在外周血中检测到病毒成分，同时产生病毒血症，导致急性感染，主要特点为 CD4$^+$T 淋巴细胞计数短期内一过性迅速减少。多数感染者未经特殊治疗，CD4$^+$T 淋巴细胞计数可自行恢复至正常水平或接近正常水平。但由于机体免疫系统不能完全清除病毒，最终形成慢性感染。HIV 免疫逃逸机制主要体现在以下几个方面：抗原逃逸、病毒胞膜复合物上抗体表位的亲和力改变、CD4$^+$T 辅助细胞的损伤及整合、主要组织相容性复合体下调等。慢性 HIV 感染主要包括无症状感染期和有症状感染期。无症状感染期持续时间差异较大（数月至数十年不等），平均约 8 年，表现为 CD4$^+$T 淋巴细胞数量持续缓慢减少；进入有症状感染期后 CD4$^+$T 淋巴细胞再次快速减少，多数感染者 CD4$^+$T 淋巴细胞计数在 350 个/μl 以下，部分晚期患者甚至降至 200 个/μl 以下。

HIV 感染导致 CD4$^+$T 淋巴细胞受损的方式和表现如下：

（1）直接损伤，HIV 在细胞内大量复制，病毒出芽时引起细胞膜完整性的改变。

（2）病毒复制所造成的间接损伤，主要表现为受感染的

CD4$^+$T 淋巴细胞中的 HIV-env 编码 gp120 和 gp41，使受感染的细胞表面有 gp120 表达，受感染的细胞可与邻近未受感染的CD4$^+$T淋巴细胞融合，形成融合细胞，导致细胞膜通透性改变，细胞发生溶解破坏。

（3）HIV 感染可破坏干细胞，或 HIV 诱导致胸腺组织萎缩或胸腺细胞死亡，使 CD4$^+$T 淋巴细胞减少。

（4）gp120 与 CD4$^+$T 淋巴细胞结合后，激活 FAS-FAST 路径，引起 CD4$^+$T 淋巴细胞凋亡。

（5）单核-巨噬细胞受损和功能异常。单核-巨噬细胞表面有 CD4$^+$ 分子和辅助受体等，因此 HIV 可以感染单核-巨噬细胞，使其成为病毒的储存场所，并在病毒的扩散中起重要作用：携带病毒通过血脑屏障，引起中枢神经系统感染，同时 HIV 可大量破坏单核-巨噬细胞系统，巨噬细胞系统受损，出现异常，处理抗原能力减弱，导致机体对 HIV 感染和其他抗原的处理能力减弱。HIV 引起的免疫异常除了 CD4$^+$T 淋巴细胞计数的减少，还包括 CD4$^+$T 淋巴细胞、B 淋巴细胞、单核-巨噬细胞、NK 细胞和树突状细胞的功能障碍和异常免疫激活。

临床上，感染 HIV 后表现为典型进展者、快速进展者和长期缓慢进展三种转归。影响 HIV 感染临床转归的主要因素有病毒、宿主免疫和遗传背景等。需要注意的是，我国男男性行为感染艾滋病毒者病情进展较快，感染后多数在 4～5 年进展到艾滋病期。

人体通过固有免疫和适应性免疫应答对抗 HIV 的感染。黏膜是 HIV 侵入机体的主要门户，又是 HIV 增殖的场所，是 HIV 通过性途径传播的重要通道。女性宫颈、阴道和男性包皮上皮组织中有大量的朗格汉斯细胞（LC），它们表达 HIV 识别的细胞表面受体 CD4、CCR5 和不同模式识别受体（PRRs）。朗格汉斯细胞通过模式识别受体捕获 HIV 传递给 T 淋巴细胞，发挥"特洛伊木马"的作用。HIV 也能通过破损的黏膜组织进入人体，随即局部固有免疫细胞，如单核－巨噬细胞、树突状细胞、NK 细胞和 γδT 细胞等进行识别、内吞并杀伤处理，随后将病毒抗原提呈给适应性免疫系统，之后 2~12 周，人体即产生针对 HIV 蛋白的各种特异性抗体，其中，中和抗体和 Fcγ 受体介导的非中和抑制性抗体在控制病毒复制方面具有重要作用。特异性细胞免疫主要有 HIV 特异性 CD4$^+$ T 淋巴细胞免疫反应和特异性细胞毒性 T 淋巴细胞反应（CTL）。

HIV 感染引起的病理变化包括淋巴结变化明显，艾滋病早期即可见，表现为滤泡增生、增大、融合，大量淋巴细胞浸润，继而发生纤维性改变。HIV 相关脑病主要表现为额、颞部萎缩，组织学见弥漫性髓鞘苍白，且有空泡形成，部分可见脑组织小胶质细胞、巨噬细胞、淋巴细胞及多核巨细胞浸润。HIV 相关肾病表现为局部肾小球硬化，合并肾小管损害。

HIV 感染合并机会性感染和肿瘤多见。根据病种，病理表现各不相同。

参考文献

1. 林果为，王吉耀，葛均波，等，实用内科学［M］. 15 版 . 北京：人民卫生出版社，2017.
2. 中华医学会感染病学分会艾滋病丙型肝炎学组 中国疾病预防控制

中心. 中国艾滋病诊疗指南（2018 版）［J］. 中华内科杂志，2018，57（12）：867－884.

3. 王宇明，李梦东. 实用传染病学［M］. 4 版. 北京：人民卫生出版社，2017.

第三章

传播途径

目前已知的 HIV 传播途径主要是性接触传播、血液传播和母婴传播。医务人员意外暴露于被 HIV 污染的针头或经破损皮肤感染，以及接受 HIV 感染者的器官供体后感染的情况也有发生。迄今尚无确切依据证明 HIV 可通过水、食物、日常生活接触和蚊虫叮咬传播。

第一节　性接触传播

性接触传播是 HIV 感染的主要途径。同性、异性或双性性接触均可导致 HIV 的感染。虽然同性恋者仍然是被感染的主要高危人群，但异性性接触已成为目前 HIV 性传播的主要方式。和性接触传播发生率有关的因素包括性伴数量、性伴的感染阶段、性交方式以及是否采取性交保护措施等。另外，通过性接触导致生殖器溃疡患者感染 HIV 的概率明显增加。

第二节　血液传播

人群可通过输入含有 HIV 的血液或血液制品感染HIV。静脉药瘾者、吸毒者还可以通过共用针具感染 HIV，是血液传播 HIV 的高危人群。同时，与他人共用牙刷、剃须刀以及不洁的美容、理发工具都能增加 HIV 血液传播的可能性。另外，一些医疗器械如口腔科治疗器械、产科接生器械以及注射器、针头等若未彻底消毒，均可通过血液途径传播 HIV。

第三节　母婴传播

　　感染 HIV 的孕妇，可通过胎盘将 HIV 传给胎儿（宫内感染），也可通过产道及产后血性分泌物或哺乳等途径将 HIV 传播给婴儿。约 30% 的 HIV 阳性孕妇可发生母婴传播。目前认为，母体 $CD4^+T$ 淋巴细胞计数下降与母婴传播概率的上升呈线性关系。而羊膜早破、阴道分娩、产钳或吸引器助产是艾滋病病毒母婴传播的高危因素。

参考文献

1. 中华医学会感染病学分会艾滋病丙型肝炎学组 中国疾病预防控制中心 . 中国艾滋病诊疗指南（2018 版）[J]. 中华内科杂志，2018，57（12）：867－884.

2. 王宇明，李梦东 . 实用传染病学 [M]. 4 版 . 北京：人民卫生出版社，2017.

3. 王宇明 . 感染病学 [M]. 2 版 . 北京：人民卫生出版社，2010.

第四章

临床表现

从初始感染 HIV 到终末期是一个漫长复杂的过程，这一过程不同阶段的临床表现也是多种多样的。本病潜伏期长，平均 8 年，短可仅数月，长可达 15 年。部分无症状感染者生存期可达 20～25 年。由于机体感染的 HIV 的载量、感染途径、个体免疫状态和营养健康状态的不同，个体 HIV 感染后的潜伏期长短也不同。根据 HIV 感染后临床表现及症状严重程度，HIV 感染的全过程可分为急性期、无症状期和艾滋病期。

第一节　急性期

通常发生在初次感染 HIV 后 2～4 周，部分感染者出现 HIV 病毒血症和免疫系统急性损伤所产生的临床症状。大多数患者临床症状轻微，持续 1～3 周后缓解。75%～80% 的 HIV 感染者出现发热，60% 的感染者有皮疹，伴乏力、恶心、纳差、头痛、肌痛、关节痛等非特异性症状。体检可有全身广泛淋巴结轻度肿大，淋巴结较固定、有触痛、可活动。少数患者表现为淋巴结炎。皮疹表现有丘疹、斑疹、痤疮样疹等，多见于上胸背部。皮疹一般没有疼痛和瘙痒。口腔和生殖器的皮损较为常见。病程呈自限性，病变较轻微，持续 1～3 周，无须特异性治疗可自行缓解。

此期为血清学转换期（窗口期），在血液中可检出 HIV RNA 和 p24 抗原，而 HIV 抗体则在感染后数周才出现。$CD4^+T$ 淋巴细胞计数呈一过性减少，$CD4^+/CD8^+T$ 淋巴细胞比值亦可倒置。部分患者可表现为轻度白细胞和血小板减少或肝功能异常。

第二节　无症状期

个体感染 HIV 后可从急性期进入此期，或无明显的急性期症状而直接进入此期。无症状期为病毒破坏 CD4$^+$T 淋巴细胞和其他免疫细胞直至免疫功能恶化的阶段。此期持续时间一般为 6~8 年。其时间长短与感染病毒的数量和型别、感染途径、机体免疫状况、营养条件及生活习惯等因素有关。在无症状期，由于 HIV 在感染者体内不断复制，免疫系统受损，CD4$^+$T 淋巴细胞计数逐渐下降，具有传染性。患者一般情况较好，无临床症状，对感染没有过度的易感性，也能从普通的或季节性感染中很快恢复。

无症状期血液中的病毒水平比急性期低，如果血液中的病毒载量低于 1000 CPs/ml，预示此期持续时间可能更长。HIV RNA 阳性，抗核心蛋白和包膜蛋白的抗体均阳性，提示有传染性。此期 CD4$^+$T 淋巴细胞的数量逐渐下降，功能逐渐损害，出现感染时还会使 CD4$^+$T 淋巴细胞的损害加重。随着免疫抑制的加重和病毒血症的增加，多数患者会进入艾滋病期。

第三节　艾滋病期

艾滋病期为感染 HIV 后的最终阶段。患者 CD4$^+$T 淋巴细胞计数一般<200 个/μl，HIV 血浆病毒载量明显升高。此期主要临床表现为艾滋病相关综合征、各种机会性感染及肿瘤。

一、艾滋病相关综合征

艾滋病相关综合征主要表现为持续一个月以上的发热、盗汗、腹泻，体重减轻 10％以上。部分患者表现为神经系统症状，如记忆力减退、精神淡漠、性格改变、头痛、癫痫及痴呆等。另外还可出现持续性全身性淋巴结肿大，其特点为：①除腹股沟以外有两个或两个以上部位的淋巴结肿大；②淋巴结直径≥1 cm，无压痛，无粘连；③持续时间在 3 个月以上。

二、机会性感染及肿瘤

随着 CD4$^+$T 淋巴细胞的下降和病毒载量的增高，机会性感染逐渐增多，机会性感染即在正常机体很少致病的病原体（原虫、病毒、细菌、真菌）所引发的感染，这些感染对于免疫缺陷患者，往往有潜在的致死性。艾滋病也可并发多种肿瘤。

1. 呼吸系统

肺孢子菌肺炎（pneumocystis pneumonia，PCP）由耶氏肺孢子菌感染人所致，占艾滋病患者所有机会性感染之首，为最主要的艾滋病并发症及艾滋病患者死因，70％～80％患者多次发生肺孢子菌肺炎。PCP 起病较缓，表现为发热、呼吸短促，随后呼吸困难；血氧分压降低，胸片显示弥漫性或对称性肺门周围间质性炎症，肺部 CT 呈典型毛玻璃样改变。六甲烯四胺银染色印片或改良亚甲蓝（美蓝）对痰或气管灌洗液染色可快速检出肺孢子菌。

肺也是曲霉菌最容易侵及的部位，常见有侵袭性曲霉菌和阻塞性支气管肺曲霉菌病，典型症状有发热、咳嗽、咯痰、胸痛及呼吸困难等。

组织胞浆菌病亦可发生于 AIDS 患者的机会性感染中，表现为急、慢性肺部组织胞浆菌病、风湿热综合征及心包炎。

马尔尼菲篮状菌病系由马尔尼菲篮状菌感染所致的一种致死性深部真菌病。本病主要累及单核-吞噬细胞系统，可为局限型，但多呈播散型，表现为发热、口腔黏膜白斑、浅表淋巴结肿大、皮损、肝大、脾大和生殖器疱疹等，其中尤以肺和肝受累最多且严重。该病呼吸系统表现主要为胸闷、气促、咳嗽、咯痰，胸部影像学表现为肺野斑点或斑片状阴影、粟粒样结节改变或间质改变，同时可出现肺门、纵隔淋巴结肿大及胸腔积液。

结核病是 HIV/AIDS 中最常见的机会性感染，亦是 HIV 感染者的第一位死因。AIDS 合并结核感染后，病变可涉及两肺及其他器官，呈播散性，肺部间质性浸润。结核病可发生在任何 CD4$^+$T 淋巴细胞水平的艾滋病患者。艾滋病合并结核病的诊断需要结合临床表现、辅助检查、病理学检查以及影像学检查结果进行综合判断。在进行诊断时应注意患者的免疫功能状态，CD4$^+$T 淋巴细胞计数较高患者的表现与普通结核病患者类似，而 CD4$^+$T 淋巴细胞计数低的患者常表现为肺外结核病。抗酸染色涂片和培养仍是确诊结核病的主要方法。

艾滋病患者可并发非结核分枝杆菌感染，其中主要为鸟分枝杆菌（mycobacterium aviam complex，MAC）感染。MAC 感染的临床症状同活动性结核病相似，但全身播散性病变更为常见，可累及多个器官，表现为贫血、肝脾肿大及全身淋巴结肿大，其中肺部是最常见的感染部位。确诊有赖于从血液、淋巴结、骨髓以及其他无菌组织或体液中培养出非结核分枝杆菌，并通过 DNA 探针、高效液相色谱或生化反应进行菌种鉴定。

巨细胞病毒（cytomegalovirus，CMV）感染是艾滋病患者最常见的疱疹病毒感染。CMV 可侵犯患者多个器官、系统，包括眼睛、肺，消化系统、中枢神经系统等。AIDS 合并 CMV 肺炎患者的临床表现缺乏特异性。

2. 消化系统

口腔、食管念珠菌病及单纯疱疹病毒（herpes simplex virus，HSV）、CMV 感染较常见，表现为鹅口疮、食管炎或溃疡、吞咽疼痛、胸骨后烧灼感。胃肠黏膜受 HSV、隐孢子虫、鸟分枝杆菌和卡波西肉瘤侵犯，表现为腹泻、体重减轻。可有 HSV 感染性肛周炎、直肠炎。可因隐孢子虫、肝炎病毒及 CMV 感染，致肝大和血清转氨酶升高。偶可有胆囊机会性感染和肿瘤等。此外，阿米巴原虫、贾第鞭毛虫等原虫亦是 AIDS 患者机会性感染的常见病原体。

3. 神经系统

（1）机会性感染：如隐球菌脑膜炎、脑弓形虫病、CMV、EB 病毒（EBV）等所致病毒性脑炎，以及并发的格

林-巴利综合征;

(2) 肿瘤,如中枢神经系统淋巴瘤;

(3) 原发性 HIV 感染,如艾滋病痴呆综合征、无菌性脑膜炎、脊髓病及周围神经病等;

(4) 其他,如败血症相关性脑病等。表现为头痛、癫痫、痴呆、脑神经炎、肢体瘫痪、痉挛性共济失调等。实验室检查 90% 患者有脑脊液淋巴细胞及蛋白增高,可分离出 HIV。AIDS 患者尸检中,70%~80% 有神经系统并发症,而 30%~40% 患者有神经系统症状及体征,其中 10%~27% 患者以神经系统症状及体征为首发症状。

4. 皮肤黏膜

艾滋病患者的皮肤黏膜损害发病率是正常人的 4 倍。皮肤黏膜病变主要分为感染性、非感染性皮肤病及肿瘤浸润三种。皮损复杂多样且多种皮损同时存在,口腔黏膜损害突出,且往往是本病最早及唯一的临床体征。

下肢皮肤和口腔黏膜常受卡波西肉瘤侵犯,表现为紫红色或深蓝色浸润斑或结节,融合成片,表面溃疡并向四周扩散。感染性病变常有念珠菌口腔炎、乳头瘤病毒及 HSV 感染所致口腔毛状白斑,表现为舌两侧边缘粗厚,白色突起等。外阴 HSV 感染,以尖锐湿疣等较常见。

播散型马尔尼菲篮状菌病有典型皮肤损害,皮损种类多样,可出现斑丘疹、丘疹、结节、坏死性丘疹等,多发生于面部、躯干上部及上肢。脐凹样坏死性皮疹被认为是本病的特征性表现。皮损中容易查到马尔尼菲篮状菌,对诊断有帮助。

巴尔通体(bartonella genus)感染时,HIV 感染者可

以出现杆菌性血管瘤病和杆菌性紫癜，这是巴尔通体感染时血管增生的表现。

5. 眼部

艾滋病患者眼部受累较为广泛，约 30％患者合并巨细胞病毒视网膜炎，视力下降迅速。CMV 视网膜脉络膜炎可表现为眼底沿血管分布的黄白色视网膜损伤，伴或不伴视网膜内出血。眼睑、睑板腺、泪腺、结膜及虹膜等常受卡波西肉瘤侵犯。但眼弓形虫病患者的眼内炎症反应更显著，常出现视网膜坏死，眼底出血不多见，可作为鉴别诊断要点之一。

6. 肿瘤

艾滋病可并发卡波西肉瘤、淋巴瘤等。艾滋病患者可出现原发中枢神经系统的淋巴瘤或转移性淋巴瘤，以及皮肤的淋巴瘤等。艾滋病相关卡波西肉瘤可作为其首发症状，侵犯下肢皮肤（足趾及腿部）和口腔黏膜，进展期病例躯干会出现对称性的多发卵圆形皮损。

第四节　特殊人群的 HIV 感染

一、孕妇 HIV 感染

女性患者感染 HIV 期间，妇科疾病的发生率增加，如人类乳头状瘤病毒（human papilloma virus，HPV）感染、外阴及阴道感染增加，同时妊娠率下降、发生自然流产及胚胎停育概率增加。HIV 感染孕妇早产、胎儿宫内生长受限及围生胎儿病死率增加。另外，妊娠会导致 HIV 感染者病情进展，生殖器感染后阴道分泌物或生殖器溃疡会增加胎儿及新生儿感染 HIV 的概率。因此，原则上仍然推荐正在接受 HAART 的妇女在妊娠后继续治疗，且需严密监测妊娠相关并发症及药物毒性。

二、儿童 HIV 感染

HIV－1 的垂直感染发生于婴幼儿免疫系统未成熟时期，致使感染后疾病进展迅速。婴幼儿 HIV 感染者，其临床表现和 $CD4^+T$ 淋巴细胞数量的下降程度与成人有所不同。婴幼儿 HIV 感染者的 $CD4^+T$ 淋巴细胞计数显著高于成年 HIV 感染者。婴幼儿时期 $CD4^+T$ 淋巴细胞的减少和免疫抑制的程度并非是成年时期的可靠预测指标。

婴幼儿 HIV 感染者较正常婴幼儿生长缓慢、发育迟缓或停滞，且易反复出现细菌感染，如呼吸道、消化道、皮肤黏膜及口腔感染等，同时常并发神经系统退变性脑病。在艾滋病潜伏期，一些病毒感染也难以被控制，如麻疹、水痘以及 EB 病毒感染即可导致持续发热和严重病例。

儿童 HIV 感染者最常见、最为严重的机会性感染是耶氏肺孢菌肺炎，病死率高。表现为亚急性、弥漫性肺炎，休息时伴有气紧，呼吸急促，氧饱和度下降，干咳及发热。儿童 HIV 感染者的其他机会性感染包括播散性巨细胞病毒感染、慢性或播散性单纯疱疹、水痘、带状疱疹以及假丝酵母菌性食管炎，相对较为少见的包括结核分枝杆菌、鸟分枝杆菌感染及恶性疾患。发生平滑肌肉瘤及某些淋巴瘤，中枢神经系统淋巴瘤及非霍奇金 B 细胞淋巴瘤（伯基特型）比免疫力正常儿童更多见。

参考文献

1. 中华医学会感染病学分会艾滋病丙型肝炎学组 中国疾病预防控制中心 . 中国艾滋病诊疗指南（2018 版）[J]. 中华内科杂志，2018，57（12）：867－884.
2. 王宇明，李梦东 . 实用传染病学 [M]. 4 版 . 北京：人民卫生出版社，2017.
3. 王宇明 . 感染病学 [M]. 2 版 . 北京：人民卫生出版社，2010.

第五章

实验室检查

HIV/AIDS 的实验室检测主要包括 HIV 抗体检测、CD4$^+$T 淋巴细胞检测、HIV 核酸检测、HIV 耐药检测等。HIV 抗体检测是 HIV 感染诊断的金标准，HIV 核酸检测（定性和定量）也用于 HIV 感染诊断；HIV 核酸定量（病毒载量）和 CD4$^+$T 淋巴细胞检测是判断疾病进展、指导临床用药、疗效和预后评估的两项重要指标；HIV 耐药检测可为 HAART 方案的选择和更换提供指导。

一、HIV 抗体检测

HIV 抗体检测包括 HIV 抗体筛查试验和 HIV 补充试验。HIV 抗体筛查试验包括酶联免疫吸附试验（ELISA）、化学发光或免疫荧光试验、快速试验（斑点 ELISA 和斑点免疫胶体金或胶体硒、免疫层析等）、简单试验（明胶颗粒凝集试验）等。抗体补充试验包括抗体确证试验（免疫印迹法，条带/线性免疫吸附试验和快速试验）。

（一）HIV 抗体筛查试验

HIV 抗体筛查呈阴性反应可出具 HIV－1/2 抗体阴性报告，见于未被 HIV 感染的个体，但窗口期感染者筛查试验也可呈阴性反应。若呈阳性反应，用原有试剂双份（快速）/双孔（化学发光试验或酶联免疫吸附试验）或两种试剂进行重复检测，如均呈阴性反应，则报告为 HIV 抗体阴性；如一阴一阳或均呈阳性反应，需进行 HIV 补充试验。

（二）HIV 补充试验

HIV 补充试验包括抗体确证试验和 HIV 核酸检测。抗体确证试验无 HIV 特异性条带产生，报告 HIV－1/2 抗体阴性；出现条带但不满足诊断条件的报告不确定，可进行 HIV 核酸检测或 2~4 周后随访，根据 HIV 核酸检测或随访结果进行判断。补充试验 HIV－1/2 抗体阳性者，出具 HIV－1/2 抗体阳性确证报告。

二、CD4$^+$T 淋巴细胞检测

CD4$^+$T 淋巴细胞是 HIV 感染最主要的靶细胞，HIV 感染人体后，出现 CD4$^+$T 淋巴细胞进行性减少，CD4$^+$/CD8$^+$T 淋巴细胞比值倒置，细胞免疫功能受损。

目前常用的 CD4$^+$T 淋巴细胞亚群检测方法为流式细胞术，可以直接获得 CD4$^+$T 淋巴细胞数绝对值，或通过白细胞分类计数后换算为 CD4$^+$T 淋巴细胞绝对数。

CD4$^+$T 淋巴细胞计数的临床意义：了解机体免疫状态和病程进展，确定疾病分期，判断治疗效果和 HIV 感染者的临床并发症。

CD4$^+$T 淋巴细胞检测频率：需根据患者的具体情况由临床医师决定。一般建议：对于 CD4$^+$T 淋巴细胞计数＞350 个/μl 的无症状 HIV 感染者，每 6 个月应检测 1 次；对于已接受 HAART 治疗的患者在治疗的第一年内每 3 个月检测 1 次，治疗一年以上且病情稳定的患者可改为每 6 个月检测 1 次；对于 HAART 后患者体内病毒被充分抑制、CD4$^+$T 淋巴细胞计数长期处于稳定水平的患者，CD4$^+$T 淋巴细胞计数在 300~500 个/μl 的患者建议每 12 个月检测 1 次，CD4$^+$T 淋巴细胞计数＞500 个/μl 的患者可选择性进行 CD4$^+$T 淋巴细胞检测。

存在以下情况的患者则需再次进行定期 CD4$^+$ T 淋巴细胞检测：发生病毒学突破的患者、出现艾滋病相关临床症状的患者、接受可能降低 CD4$^+$ T 淋巴细胞治疗的患者。

CD4$^+$/CD8$^+$ T 淋巴细胞比值倒置可在长期 HAART 后出现不同程度的改善，且与患者起始治疗的时机和基础 CD4$^+$ T 淋巴细胞计数密切相关，其变化可提示患者的治疗效果和免疫功能的重建状态。

三、HIV 核酸检测

感染 HIV 以后，病毒在体内快速复制，血浆中可检测出病毒 RNA（病毒载量），一般用每毫升血浆中 HIV RNA 的拷贝数或每毫升的国际单位量（IU/ml）来表示。病毒载量检测结果低于检测下限，表示本次试验没有检测出病毒载量，见于未感染 HIV 的个体、HAART 成功的患者或自身可有效抑制病毒复制的部分 HIV 感染者。病毒载量检测结果高于检测下限，表示本次试验检测出病毒载量，可结合流行病学史、临床症状及 HIV 抗体初筛结果做出判断。

测定病毒载量的常用方法有逆转录聚合酶链式反应（RT-PCR）、核酸序列依赖性扩增（NASBA）技术和实时荧光定量 PCR 扩增技术（real-time PCR）。

病毒载量测定的临床意义：预测疾病进程、评估治疗效果、指导治疗方案调整，也可作为 HIV 感染诊断的补充试验，用于急性期/窗口期诊断、晚期患者诊断、HIV 感染诊断和小于 18 月龄的婴幼儿 HIV 感染诊断。

（一）HIV 核酸检测（定性和定量）

本试验属于 HIV 补充试验。核酸定性检测结果阳性，报告 HIV-1 核酸阳性；结果阴性，报告 HIV-1 核酸阴性；病毒载量检测结果低于检测线，报告低于检测线；＞5000CPs/ml 报告检测值；检测线以上但≤5000CPs/ml，建议重新采样检测。临床医生可结合流行病学史、CD4$^+$T 淋巴细胞、CD8$^+$T 淋巴细胞计数或 HIV 抗体随访检测结果等进行诊断。

（二）病毒载量检测频率

如条件允许，建议未治疗的无症状 HIV 感染者每年检测 1 次，HAART 初始治疗或调整治疗方案前、初治或调整治疗方案初期每 4~8 周检测 1 次，以便尽早发现病毒学失败。采取 HAART 后，在患者病毒载量低于检测下限后，每 3~4 个月检测 1 次，对于依从性好、病毒持续抑制达 2~3 年以上、临床和免疫学状态平稳的患者，可每 6 个月检测 1 次，但如出现 HIV 感染相关临床症状、使用糖皮质激素或抗肿瘤化疗药，物则建议每 3 个月检测 1 次 HIV 载量。

四、HIV 耐药检测

HIV 耐药检测结果可为艾滋病治疗方案的制订和调整提供重要参考。耐药检测方法包括基因型和表型检测，目前国内外多以基因型检测为主。

在以下情况进行 HIV 基因型耐药检测：HAART 后病毒载量下降不理想或抗病毒治疗失败需要改变治疗方案时；

进行 HAART 前（如条件允许）；对于抗病毒治疗失败者，耐药检测在病毒载量>400CPs/ml 且未停用抗病毒药物时进行，如已停药需在停药 4 周内进行基因型耐药检测。

参考文献

1. 中国疾病预防控制中心．全国艾滋病检测技术规范（2015 年修订版）[J].中国病毒病杂志，2016，6（6）：401－427.
2. 荆凡辉，吕玮，李太生．HIV 感染者免疫功能重建新视角：CD4/CD8 比值 [J].中国艾滋病性病，2018，24（6）：643－646.
3. 中华医学会感染病学分会艾滋病丙型肝炎学组 中国疾病预防控制中心.中国艾滋病诊疗指南（2018 版）[J].中华内科杂志，2018，57（12）：867－884.

第六章

HIV/AIDS 诊断

一、18 月龄以上儿童及成人

（1）HIV 抗体筛查试验阳性和 HIV 确证试验阳性（抗体补充试验阳性或核酸定性试验阳性或核酸定量大于 5000 CPs/ml）；

（2）HIV 分离试验阳性。

符合以上一项即可做出诊断。

二、18 月龄及以下儿童

（1）为 HIV 感染母亲所生和 HIV 分离试验结果阳性；

（2）为 HIV 感染母亲所生和两次 HIV 核酸定性检测均为阳性（第二次检测需在出生 6 周后进行）；

（3）有医源性暴露史，HIV 分离试验结果阳性或两次 HIV 核酸检测均为阳性。

符合以上一项即可做出诊断。

三、急性期、无症状期、艾滋病期

1. 急性期的诊断标准

患者近期有流行病学史或发生急性 HIV 感染综合征，HIV 抗体筛查试验阳性和 HIV 抗体补充试验阳性。

2. 无症状期的诊断标准

有流行病学史，结合 HIV 抗体阳性即可诊断。对无明确流行病学史但符合实验室诊断标准的也可诊断。

3. 艾滋病期的诊断标准

成人及 15 岁（含 15 岁）以上青少年，HIV 感染且 CD4$^+$ T 淋巴细胞计数＜200 个/μl，即可诊断艾滋病。或 HIV 感染加以下任何一项即可诊断为艾滋病期。

(1) 不明原因的持续不规则发热 38 ℃以上，＞1 个月；

(2) 腹泻（大便次数多于 3 次/天），＞1 个月；

(3) 6 个月之内体重下降 10％以上；

(4) 反复发作的口腔真菌感染；

(5) 反复发作的单纯疱疹病毒感染或带状疱疹病毒感染；

(6) 肺孢子菌肺炎；

(7) 反复发生的细菌性肺炎；

(8) 活动性结核或非结核分枝杆菌病；

(9) 深部真菌感染；

(10) 中枢神经系统占位性病变；

(11) 中青年人出现痴呆；

(12) 活动性巨细胞病毒感染；

(13) 弓形虫脑病；

(14) 马尔尼菲篮状菌病；

(15) 反复发生的败血症；

(16) 皮肤黏膜或内脏的卡波西肉瘤、淋巴瘤。

四、15 岁以下儿童

(1) HIV 感染和 CD4$^+$ T 淋巴细胞百分比的改变与诊断见表 6-1；

表 6-1 15 岁以下儿童 CD4$^+$T 淋巴细胞的改变与诊断

年龄	CD4$^+$T 淋巴细胞的改变
<12 月	百分比<25%
12~36 月	百分比<20%
36~60 月	百分比<15%
5~14 岁	计数<200 个/μl

（2）HIV 感染和伴有至少一种儿童艾滋病指征性疾病。

符合以上一项即可做出诊断。

参考文献

中华医学会感染病学分会艾滋病丙型肝炎学组 中国疾病预防控制中心.
中国艾滋病诊疗指南（2018 版）[J]. 中华内科杂志，2018，57（12）：
867-884.

第七章

抗病毒治疗

第一节　抗病毒治疗的适应证

所有 HIV 感染者，无论 CD4$^+$T 淋巴细胞水平多少，只要没有抗病毒治疗的禁忌证，均可接受抗病毒治疗，成人和青少年抗病毒治疗总体标准见表 7－1－1。

表 7－1－1　成人和青少年抗病毒治疗总体标准

实验室结果	临床分期	处理意见
任何 CD4$^+$T 淋巴细胞水平	急性感染期	强烈建议治疗
任何 CD4$^+$T 淋巴细胞水平	世界卫生组织（WHO）分期Ⅲ、Ⅳ期	强烈建议治疗
任何 CD4$^+$T 淋巴细胞水平	WHO 分期Ⅰ、Ⅱ期	治疗 当患者符合以下任何一种情况时，强烈建议优先尽快启动治疗： （1）CD4$^+$T 淋巴细胞计数≤350 个/μl （2）合并以下情况：活动性结核；活动性乙型病毒性肝炎，需要抗乙肝病毒治疗时；HIV 相关肾脏疾病；妊娠；配偶或性伴中 HIV 阳性的一方

注：由经过培训的医务人员评估 HIV 感染者是否适合抗病毒治疗并确定治疗方案。应特别关注某些特殊情况，如合并结核感染、肝功能异常、妊娠以及抗病毒治疗药物用药史等，以选择适宜的抗病毒

治疗方案。如果有合并疾病，例如结核病、肝炎等存在时，应酌情处置，在恰当的时机尽快启动抗病毒治疗。

第二节　抗病毒治疗前准备

抗病毒治疗前须做抗病毒治疗适宜性评估，包括临床适宜性评估、依从性评估及基线实验室评估。

一、临床适宜性评估

抗病毒治疗前，对于所有确诊的 HIV 感染者，应当评估开始抗病毒治疗的适宜性。适宜性评估包括：是否存在需要先处理的临床疾病或状况，如有无并发活动性的机会性感染，有无不稳定的慢性疾病，有无合并潜伏结核、活动性结核病或是否正在接受抗结核治疗，有无肝脏疾病如慢性乙肝、慢性丙肝、脂肪肝等，如有，则应了解评估治疗情况；既往有无抗病毒治疗史；女性 HIV 感染者的妊娠生育需求；有无合并用药；婴儿和儿童的评估等。

二、依从性评估

抗病毒治疗前须做依从性评估，了解 HIV 感染者是否已经为抗病毒治疗做好准备，是否具备良好的依从性；依从性准备和评估的目标是确保患者能够达到大于 95％的治疗依从性。加强依从性教育，可通过安排多次咨询对 HIV 感染者进行依从性培训，如向 HIV 感染者解释保证良好依从性的意义，HIV 相关基本知识、治疗相关内容等，如抗病毒药物信息、如何服药、药物可能产生的不良反应等，并且可以通过制订治疗督导计划加强依从性管理。

三、基线实验室评估

抗病毒治疗前须做基线实验室评估，基线临床检查和实验室检测见表7－2－1。

表7－2－1　基线临床检查和实验室检测

分类	检测项目
常规检测项目（所有治疗方案）	体重
	全血细胞计数和分类（包含血细胞、血红蛋白、血小板）、尿常规
	肝功能、肾功能、血糖（空腹）
	CD4$^+$T淋巴细胞计数
	胸部X线检查
	HBsAg、抗－HCV
	HIV血浆病毒载量
服用特定药物时必须检测项目	如果准备使用含有蛋白酶抑制剂的方案时：胆固醇、甘油三酯（空腹）
有条件者建议检测下列项目	痰涂片（有咳嗽、咳痰时）
	HIV耐药检测
	除了上述提到方案外其他方案：胆固醇、甘油三酯（空腹）

第三节　抗病毒治疗的药物及方案

一、抗病毒药物介绍

（一）抗病毒药物分类

目前已获得美国食品药品监督管理局（FDA）批准的抗病毒药物共 6 大类：核苷（酸）类逆转录酶抑制剂（NRTIs）、非核苷类逆转录酶抑制剂（NNRTIs）、蛋白酶抑制剂（PIs）、整合酶抑制剂（INSTIs）、融合酶抑制剂（FIs）、辅助受体拮抗剂（CCR5 抑制剂）。

（二）目前国内的抗逆转录病毒治疗药物介绍

1. 目前国内的抗逆转录病毒治疗单药

目前国内的抗逆转录病毒治疗药物有 NRTIs、NNRTIs、PIs、INSTIs、FIs 五大类（包括复合制剂），具体药物信息见表 7-3-1。

表7-3-1 目前国内成人主要抗逆转录病毒治疗单药

分类	代表药物	剂型	用法
核苷类逆转录酶抑制剂（NRTIs）	齐多夫定（AZT、ZDV）*	胶囊：100 mg；片剂：300 mg；口服液：10 mg/ml	300 mg，每日2次
	拉米夫定（3TC）	片剂：150 mg、300 mg；口服液：10 mg/ml	300 mg，每日1次；或150 mg，每日2次①
	富马酸替诺福韦（TDF）*	片剂：300 mg	300 mg，每日1次
	阿巴卡韦（ABC）*	片剂：300 mg口服液：20 mg/ml	300 mg，每日2次；600 mg，每日1次
	司他夫定（d4T）*	胶囊：15 mg、20 mg糖浆：1 mg/ml	30 mg，每日2次
	恩曲他滨（FTC）	胶囊：200 mg口服液：10 mg/ml	胶囊每次200 mg，每日1次；口服液每次240 mg（24 ml），每日1次
非核苷类逆转录酶抑制剂（NNRTIs）	依非韦伦（EFV）*	片剂：50 mg、200 mg、600 mg	每日600 mg，空腹口服，睡前空腹服用较好
	奈韦拉平（NVP）*	片剂：200 mg口服液：10 mg/ml	200 mg每日1次，共14日；然后200 mg，每日2次
	利匹韦林（RPV）	片剂：25 mg	每次25 mg，每日1次

续表

分类	代表药物	剂型	用法
蛋白酶抑制剂（PIs）	洛匹那韦＋利托那韦（LPV＋RTV）*	大片剂：每片含LPV 200 mg＋RTV 50 mg；小片剂：每片含LPV 100 mg＋RTV 25 mg 口服液：每5 ml含LPV 400 mg＋RTV 100 mg（口服液含42％乙醇）	LPV 400 mg＋RTV 100 mg（2 片大片剂或5 ml口服液），每日2次 或 LPV 800 mg＋RTV 200 mg（4 片大片剂），每天1次（初治患者）与奈韦拉平或依非韦伦联用的HIV感染者：LPV 500 mg＋RTV 125 mg（2 片大片剂1＋1片小片剂），每日2次
	达芦那韦/考比司他（DRV/c）	800 mg DRV＋150 mgCOBI	成人：每次800 mg达芦那韦/150 mg考比司他（1 片），每日1次，口服。随餐服用，整片吞服，不可掰碎或压碎
整合酶抑制剂（INSTIs）	多替拉韦（DTG）	片剂：50 mg	成人和12岁以上儿童：50 毫克/次，每日1次，服药与进食无关
	拉替拉韦（RAL）	片剂：400 mg	成人：400 毫克/次，每日2次
融合酶抑制剂（FIs）	艾博韦泰（长效 FIs）	针剂：160 mg	1周静脉滴注1次，1次2针（320mg）

注：＊为免费，其中阿巴卡韦限儿童免费。

①表示虽然每日2次的给药方法较好，但是每日1次的给药方法对于需要简化服药方案的HIV感染者更好。

2. 目前国内的抗逆转录病毒治疗复合制剂

目前国内抗逆转录病毒治疗复合制剂见表7-3-2。

表7-3-2　目前国内抗逆转录病毒治疗复合制剂

药物名称	剂型	用法
阿巴卡韦+拉米夫定（ABC+3TC）	片剂：600 mg ABC+300 mg 3TC	每次1片，1次/天
齐多夫定+拉米夫定（AZT+3TC）	片剂：300 mg AZT+150 mg 3TC	每次1片，2次/天
拉米夫定+富马酸替诺福韦（3TC+TDF）	300 mg 3TC+300 mg TDF	每次1片，1次/天
富马酸替诺福韦+恩曲他滨（TDF+FTC）	片剂：300 mg TDF+200 mg FTC	每次1片，1次/天
丙酚替诺福韦+恩曲他滨（TAF+FTC）	片剂：25 mg TAF+200 mg FTC	成人、12岁及以上且体重大于等于35kg的青少年患者，每次1片，1次/天
奈韦拉平+齐多夫定+拉米夫定（NVP+AZT+3TC）	片剂：300 mg NVP+150 mg 3TC+300 mg AZT	每次1片，2次/天，（推荐用于NVP200 mg，1次/天，2周导入期后耐受良好的患者）
阿巴卡韦+拉米夫定+多替拉韦（商品名绥美凯）（ABC+3TC+DTG）	片剂：600 mg ABC+300 mg 3TC+50 mg DTG	每次1片，1次/天
丙酚替诺福韦+恩曲他滨+考比司他+艾维雷韦（捷扶康）（TAF+FTC+COBI+EVG）	片剂：10 mg TAF+200 mg FTC+150 mg COBI+150 mg EVG	成人、年龄为12岁及以上且体重大于等于为35 kg的青少年，每次1片，1次/天，随食物服用

（三）全球目前上市的复方单片制剂

复方单片（single-tablet regimens），不仅能够达到病毒抑制的良好效果，更能减轻药物不良反应。"每天一次，每次一片"的便捷性、患者耐受性好、不良反应少等优点也令复方单片备受青睐。目前，我国已上市的复方单片为绥美凯和捷扶康。除此之外，全球还有很多复方单片，具体药物的介绍见表7-3-3。

表7-3-3　全球目前上市的复方单片制剂

药物名称及成分	不良反应	注意事项
Juluca（每片含 50 mg 多替拉韦+25 mg 利匹韦林）	皮疹、抑郁、失眠、头痛、腹泻、肝毒性	当 CrCl＜30 ml/min 时，密切监测不良反应；随餐服用
Atripla（每片含 600mg 依非韦伦+300mg 富马酸替诺福韦+200mg 恩曲他滨）	骨质疏松、肾功能异常、头晕、多梦、皮疹	不适合肾功能差的患者使用；建议睡前服用以减少不良反应（头晕、嗜睡和注意力不集中）；合并乙肝的患者停药可能会加重肝炎。空腹服用
Biktarvy（每片含 50 mg Bictegravir + 200 mg 恩曲他滨 + 25 mg 丙酚替诺福韦）	腹泻、恶心、头痛	不应与多价离子类（镁、铝、钙）药物同服。如需服用，应在 Biktarvy 前后两小时服用。Biktarvy 禁止与多非利特或利福平联用。合并乙肝的患者停药可能会加重肝炎

药物名称及成分	不良反应	注意事项
Complera （每片含 25 mg 利匹韦林＋300 mg 富马酸替诺福韦＋200 mg 恩曲他滨）	骨质流失、肾功能异常、头痛、失眠、皮疹	不适合肾功能差的患者；不可以和制酸剂合用；治疗前病毒载量应不超过 100000 CPs/ml；合并乙肝患者停药可能会加重肝炎；随餐服用
Delstrigo （每片含 100 mg 多拉韦林＋300 mg 拉米夫定＋ 300 mg 富马酸替诺福韦）	头晕、恶心、梦异常	合并乙肝患者停药可能会加重肝炎
Odefsey （每片含 25 mg 利匹韦林＋25 mg 替诺福韦艾拉酚胺＋200 mg 恩曲他滨）	皮疹、头痛、抑郁、失眠、恶心、肝毒性	合并乙肝患者停药可能会加重肝炎；随餐服用
Symfi, Symfi Lo Symfi（含 600 mg 依非韦伦＋300 mg 拉米夫定＋300 mg 富马酸替诺福韦） Symfi Lo（含 400 mg 依非韦伦＋300 mg 拉米夫定＋300 mg 富马酸替诺福韦）	神经系统症状（包括头晕、注意力不集中、嗜睡、睡眠困难、异常梦境和幻觉）、皮疹、血脂水平升高	不推荐中度或重度肝损害患者使用，轻度肝损患者谨慎使用；不适合肾功能差的患者使用；建议睡前、空腹服用以减少不良反应（头晕、嗜睡和注意力不集中）

续表

药物名称及成分	不良反应	注意事项
Triumeq（绥美凯）（是中国首个批准的治疗艾滋病的复方单片，每片含 50 mg 多替拉韦＋600 mg 阿巴卡韦＋300 mg 拉米夫定）	过敏、头痛、失眠	HLA－B* 5701 检测阴性才能使用；不适合肾功能差的患者使用；多价离子类（镁、铝、钙）药物需要与本药服药时间相隔 2 h 以上；合并乙肝患者停药可能会加重肝炎
Genvoya(捷扶康)（是中国首个批准的基于 TAF/FTC、用于治疗 HIV 的单一片剂方案。每片含 150 mg 艾维雷韦＋150 mg 考比司他＋10 mg 丙酚替诺福韦＋200 mg 恩曲他滨）	头痛、恶心、腹泻、抑郁等	不应与普通抗酸剂同时服用，与服用时间宜错开 4 h，可能与其他疾病药物有相互作用。合并乙肝患者停药可能会加重肝炎。随餐服用
Stribild（每片含 150 mg 艾维雷韦＋150 mg 考比司他＋300 mg 富马酸替诺福韦＋200 mg 恩曲他滨）	恶心、腹泻	多价离子类（镁、铝、钙）药物需要与本药服药时间相隔 2 h 以上；合并乙肝患者停药可能会加重肝炎；随餐服用
Symtuza（每片含 800mg 达芦那韦＋150m 考比司他＋200 mg 恩曲他滨＋10 mg 替诺福韦艾拉酚胺）	皮疹、肝毒性、头痛、恶心、腹泻、高脂血症、升高血清肌酐、脂肪分布不均	严重肝损害患者不推荐使用；随餐服用

注：美国健康与人类服务部（DHHS）对肾功能不全患者的建议：

①CrCl（肌酐清除率）＜70 ml/min 的患者不应使用 Stribild。

②CrCl＜50 ml/min 的患者不推荐使用：Atripla, Combivir（双汰芝，每片含拉米夫定 150mg 和齐多夫定 300mg）, Complera, Delstrigo, Triumeq。

③CrCl＜30 ml/min 的患者不推荐使用：Biktarvy, Descovy（达可挥，每片含恩曲他滨 200mg 和丙酚替诺福韦 25mg）, Genvoya, Odefsey, Symtuza, Truvada（舒发泰，每片含 200mg 恩曲他滨和 300mg 富马酸替诺福韦二吡呋酯）。

二、抗病毒治疗方案

（一）国家免费艾滋病抗病毒药物治疗方案

1. 未接受过抗病毒治疗 HIV 感染者的一线抗病毒治疗方案

一线抗病毒治疗方案：TDF（或 AZT）＋3TC＋EFV（或 NVP）。

如无禁忌，优先选择使用 TDF 或 EFV。

2. 一线抗病毒治疗方案药物剂量

TDF：300 mg，每日 1 次。

AZT：300 mg，每日 2 次。

3TC：300 mg，每日 1 次。

EFV：600 mg，每晚 1 次。

NVP：初治 2 周为诱导期，200 mg，每日 1 次，之后 200 mg，每日 2 次。

3. 抗病毒药物的使用注意事项

(1) AZT 不能用于血红蛋白(Hb) <90 g/L 或者中性粒细胞<$0.75×10^9$/L 的 HIV 感染者。

(2) 使用 3TC,成人服用 300 mg 片剂,每日 1 次。儿童必须按每日 2 次的方式服药,每次 4 mg/kg。

对于合并感染 HBV 的 HIV 感染者,一线抗病毒治疗方案首选 TDF。

(3) 使用 NVP 的注意事项:

1) 对基线 CD4$^+$T 淋巴细胞计数≥400 个/μl 的男性和基线 CD4$^+$T 淋巴细胞计数≥250 个/μl 的女性,NVP 会增加肝毒性的危险,并通常出现在开始治疗后的 16 周以内,因此对上述两类 HIV 感染者应避免使用 NVP,可使用 EFV。

2) 对用利福平治疗的合并结核病的 HIV 感染者,应避免同时使用 NVP。

3) 对过去 6 个月使用过单剂量 NVP 的 HIV 感染者,开始新的抗病毒治疗时应避免使用 NVP 和 EFV。

4) 应注意在治疗最初的 2 周内,NVP 的诱导剂量为 200 mg,每日 1 次;随后如果未见新的药疹,同时谷草转氨酶/谷丙转氨酶(ALT/AST)水平未再升高,可将剂量调至 200 mg,每日 2 次。

(4) 使用 EFV 的注意事项:体重 60 kg 以下者使用 400 mgEFV,体重 60 kg 以上者使用 600 mgEFV。必要时,可配合血药浓度监测,以保障剂量恰当。但是对于孕妇、合并结核病的 HIV 感染者,应谨慎使用 400 mg 剂量,因为目前关于这两类人群的研究数据非常有限。

（5）TDF 的不良反应：使用 TDF 的 HIV 感染者有可能出现肾功能损伤和骨密度下降等，罕见报道有急性肾功能不全和范可尼综合征。基线检查存在肾功能异常的 HIV 感染者应避免使用 TDF 或调整剂量。

（三）推荐成人及青少年初治患者抗病毒治疗方案

成人及青少年初治患者抗病毒治疗方案一般由 2 种 NRTIs 药物和一类其他药物组成，推荐抗病毒治疗方案见表 7-3-4。

表 7-3-4　推荐成人及青少年初治患者抗病毒治疗方案

治疗方案	2 种 NRTIs	第三类药物
推荐方案	TDF(ABC[a])+3TC(FTC) TAF+FTC	+NNRTI：EFV、RPV 或+PI：LPV/r、DRV/c 或+INSTI：DTG、RAL
单片制剂方案	TAF/FTC/EVG/C[b] ABC/3TC/DTG[b]	
替代方案	AZT+3TC	+EFV 或 NVP[c] 或 RPV[d] 或+LPV/r

注：

a. 用于 HLA-B* 5701 阴性者；

b. 单片复方制剂；

c. 基线 $CD4^+$ T 淋巴细胞计数≥400 个/μl 的男性和基线 $CD4^+$ T 淋巴细胞计数≥250 个/μl 的女性要尽量避免使用含 NVP 的治疗方案，合并丙型肝炎病毒感染的患者避免使用含 NVP 的方案；

d. RPV 仅用于病毒载量<100000 CPs/ml 和 $CD4^+$ T 淋巴细胞计数>200 个/μl 的患者。

第四节　抗病毒治疗失败及处理

一、治疗失败的判断

治疗失败可以从病毒学、免疫学和临床 3 个方面判断。

1. 病毒学失败

接受抗病毒治疗 24 周后，连续两次血浆 HIV RNA> 400 CPs/ml。

2. 免疫学失败

无论病毒载量是否被完全抑制，HIV 感染者在接受抗病毒治疗后，$CD4^+$ T 淋巴细胞计数水平降到治疗前的基线水平（或基线水平以下），或持续低于 100 个/μl，均考虑发生了免疫学失败。

3. 临床失败

有效进行抗病毒治疗 6 个月以后，之前的机会性感染重新出现，或者出现预示临床疾病进展的新的机会性感染或恶性肿瘤，或者出现新发或复发的 WHO 临床分期Ⅳ期疾病，可考虑发生了临床失败。但需临床评估并注意区别是否是免疫重建综合征或结核复发。

二、治疗失败原因的分析

治疗失败首先是分析可能的原因，更换治疗方案不是紧急措施。失败时需考虑的因素见表 7-4-1。

表 7-4-1　治疗失败时需要考虑的影响因素

分类	影响因素
药物不良反应	药物不良反应有可能影响 HIV 感染者接受抗病毒治疗的能力，分析药物不良反应的类型以及严重程度，并对症处理（如应用止吐药、止泻药、抗过敏），可考虑调整治疗方案以消除药物不良反应
依从性	HIV 感染者是否按正确的时间表和剂量服用药物，HIV 感染者是否遵从了服药对饮食的要求
吸收不良	是否有提示 HIV 感染者对药物吸收不良的指征
药物相互作用（药物动力学）	对 HIV 感染者服用过的所有药物，包括中草药进行回顾，寻找与抗病毒药物有潜在相互作用的药物，尤其是可降低血药浓度的药物
免疫重建综合征	免疫重建综合征通常会以机会性感染形式出现，如果在抗病毒治疗的最初 3 个月内出现症状，要考虑免疫重建综合征的可能

三、治疗失败的处理

（一）改善依从性

对于因依从性欠佳而导致治疗失败的 HIV 感染者，应尽可能地找到影响其依从性的原因，通过加强依从性教育，对尚未出现耐药的 HIV 感染者，治疗效果可得到改善。而对于因依从性问题已经导致耐药发生的 HIV 感染者，必须在依从性得到纠正之后对其更换二线药物。

（二）处理药物不良反应

应评价患者对现用方案的耐受情况及不良反应的严重程

度和时程。对于因不良反应而出现治疗失败但尚未出现耐药的 HIV 感染者，处理原则包括：①对症处理（如止吐、止泻、抗过敏等）；②如果必要，将引起不良反应的药物更换为其他药物。对于因不良反应而出现治疗失败且已经出现耐药的 HIV 感染者应更换为二线药物，必要时对不良反应进行治疗处理。

（三）优化药物代谢动力学问题

对治疗失败的 HIV 感染者应回顾其所用药物服药时的食物要求。回顾其所有合并用药及饮食构成，评价可能的药物相互作用，如果需要，更换或避免使用产生相互作用的药物和食物。

（四）耐药检测及调整药物

当怀疑 HIV 感染者因为耐药而导致整个治疗方案失败时，应对 HIV 感染者进行耐药检测。由于耐药有累积的趋势，因此评估 HIV 感染者的耐药程度时，应考虑之前的所有治疗用药史和之前的耐药检测结果，然后根据 HIV 感染者的耐药特点，选择药物更换二线治疗方案。

参考文献

1. 中华医学会感染病学分会艾滋病丙型肝炎学组 中国疾病预防控制中心 . 中国艾滋病诊疗指南（2018 版）[J]. 中华内科杂志，2018，57（12）：867-884.
2. 中国疾病预防控制中心性病艾滋病预防控制中心 . 国家免费艾滋病抗病毒药物治疗手册 [M]. 4 版 . 北京：人民卫生出版社，2016.

3. 欧洲艾滋病临床医学会. 欧洲临床艾滋病学会指南 2018（9.1 版）［S/OL］.（2019）［2018－10］. http：//www. eacsociety. org

4. U. S. Department of Health & Human Services. Guidelines for the use of Autiretroviral Ageuts in aducts and adolescents with HIV［S/OL］.（2019）［2019－07－10］http：//aidsinfo. nih. gov/.

第八章

特殊人群抗病毒治疗

第一节 儿童

一、HIV 感染孕产妇所生儿童 HIV 感染的诊断

HIV 感染孕产妇所生儿童应纳入高危管理，于儿童 1、3、6、9、12 和 18 月龄时，分别进行随访和体格检查，观察有无感染症状出现。对 HIV 感染孕产妇所生儿童，应于出生后 6 周和 3 个月时，分别采集血标本进行 HIV 核酸检测，进行婴儿感染早期诊断。未进行婴儿感染早期诊断检测或感染早期诊断检测结果为阴性的婴儿，应于 12、18 月龄进行 HIV 抗体筛查及必要的补充试验，以明确 HIV 感染状态。

二、HIV 感染儿童抗病毒治疗时机与方案

HIV 感染儿童应尽早开始 HAART，如果没有及时 HAART，艾滋病相关病死率在出生后第 1 年达到 20%～30%，第 2 年可以超过 50%。儿童及青少年开始抗逆转录病毒治疗的时机见表 8-1-1、儿童抗病毒治疗方案见表 8-1-2。

表 8-1-1　儿童及青少年开始抗逆转录病毒治疗的时机

年龄（岁）	推荐意见
10～18	所有患者不论 WHO 临床分期及 $CD4^+T$ 淋巴细胞计数水平均应进行 HAART，对于 WHO Ⅲ 和 Ⅳ 期患者或 $CD4^+T$ 淋巴细胞计数 ≤350 个/μl 者应优先尽快启动 HAART

续表

年龄（岁）	推荐意见
<10	所有患者不论 WHO 临床分期及 $CD4^+$ T 淋巴细胞计数水平均应进行 HAART，对于以下情况应优先尽快启动 HAART：①≤2 岁的儿童；②<5 岁的儿童，临床分期为 WHO 3 和 4 期或 $CD4^+$ T 淋巴细胞计数≤750 个/μl 或 $CD4^+$ T 淋巴细胞百分比<25%；③≥5 岁的儿童，临床分期为 WHOⅢ 和 Ⅳ 期或 $CD4^+$ T 淋巴细胞计数≤350 个/μl

表8-1-2 儿童抗病毒治疗方案

人群	推荐方案	备选方案	说明
<3 岁儿童	ABC 或 AZT +3TC+LPV/r	ABC+3TC+NVP AZT+3TC+NVP	（1）由于年龄非常小的婴幼儿体内药物代谢很快，且由于免疫系统功能尚未发育完全，使感染不易被控制，体内病毒载量含量很高，因此婴幼儿治疗需要非常强有力的方案；（2）AZT 或 ABC 作为一个 NRTI 使用（首选 ABC）；（3）曾暴露于 NNRTI 药物的婴幼儿选择 LPV/r；（4）TDF 不能用于该年龄段儿童

续表

人群	推荐方案	备选方案	说明
3～10 岁儿童	ABC＋3TC＋EFV	AZT/TDF＋3TC＋NVP/EFV/LPV/r	美国已批准 TDF 使用于 3 岁以上儿童
>10 岁以上儿童及青少年	TDF＋3TC＋EFV	ABC/AZT＋3TC＋NVP/EFV/ LPV/r	

注：ABC：阿巴卡韦；AZT：齐多夫定；3TC：拉米夫定；LPV/r：洛匹那韦/利托那韦；EFV：依非韦伦；NVP：奈韦拉平；TDF：替诺福韦；NNRTI：非核苷类逆转录酶抑制剂。

三、HIV 感染儿童的抗病毒治疗效果监测

（1）病毒载量是衡量 HAART 效果的首要检测指标，治疗 6 个月后，每年或怀疑治疗失败时均应检测。

（2）CD4$^+$T 淋巴细胞可作为监测 HAART 效果的另一项指标，每 3～6 月检测 1 次，但其本身不能确定治疗成功或失败。

（3）临床监测是儿童监测的必要部分，每次随访都应进行身高、体重、生长发育标志及依从性检测。

四、儿童初治失败的处理

（1）初治 NNRTI 方案失败，换用 DTG 或含激动剂的 PI＋2 NRTIs（含激动剂的 PI 首选 LPV/r）。

（2）初治 LPV/r 方案失败，换用 DTG＋2 NRTIs，DTG 不可及时，则换成 RAL＋2 NRTIs；如果 DTG 和

RAL 均不可及，3 岁以下儿童维持原方案并进行依从性指导，3 岁以上儿童可改为 NNTRI＋2 NRTIs，NNTRI 首选 EFV。

（3）治疗失败后 NRTIs 的替换：ABC 或 TDF 更换为 AZT，AZT 更换为 TDF 或 ABC。

第二节　HIV 母婴垂直传播阻断及单阳家庭生育

预防艾滋病母婴传播应该综合考虑三个原则：

（1）降低 HIV 母婴传播率；

（2）提高婴儿健康水平和婴儿存活率；

（3）关注母亲及所生儿童的健康。

预防艾滋病母婴传播的有效措施：尽早服用抗逆转录病毒药物干预＋安全助产＋产后喂养指导。

一、孕产妇 HIV 感染的检测

（一）检测方法

孕产妇 HIV 感染的检测方法包括抗体筛查试验和补充试验。

抗体筛查试验包括快速试验（RT）、酶联免疫吸附试验（ELISA）、化学发光或免疫荧光试验（CLIA）、明胶颗粒凝集试验（PA）等。

补充试验包括抗体补充试验和核酸补充试验等。建议首选抗体补充试验，如蛋白免疫印迹试验（WB，原确证试验）、条带/线性免疫试验（RIBA/LIA）。

（二）检测流程

孕产妇初次接受孕产期保健时，首先进行艾滋病抗体筛查试验。筛查试验结果有反应者，使用原有试剂和另外一种筛查试剂进行复检，也可使用原有试剂双份进行复检。根据复检结果，确定是否进行补充试验。依据补充试验结果，判定感染状况。临产时才寻求助产服务的孕产妇，需同时应用两种不同的快速检测试剂进行筛查，根据筛查检测结果，及时提供后续服务。

二、抗逆转录病毒药物干预

所有感染 HIV 的孕妇，不论其 $CD4^+$ T 淋巴细胞计数多少或临床分期如何，均应终生接受 HAART。

（一）首选方案

TDF/FTC（或 TDF＋3TC 或 ABC/3TC 或 ABC＋3TC）＋LPV/r（或 RAL）。

在使用 ABC 前应检测 HLA−B* 5701，ABC 只能用于 HLA−B* 5701 阴性者，使用时应密切观察 ABC 的超敏反应。在肌酐清除率小于 60 ml/min 时应避免使用 TDF；对于合并乙肝的患者，应使用含有 TDF＋3TC 或 FTC 的方案。LPV/r 临床用药经验多，但消化道反应可能比较明显，RAL 的孕妇临床使用经验相对较少，但疗效显著，可快速降低病毒载量。

（二）替代方案

TDF/FTC（或 TDF+3TC 或 ABC/3TC 或 ABC +3TC 或 AZT/3TC 或 AZT + 3TC） + EFV 或 DTG 或 RPV 或 NVP。

早先的动物研究和个案报道中发现早孕期暴露于 EFV 引起胎儿神经管畸形的风险升高，但后来的研究中并未发现这个问题，所以目前认为 EFV 可以应用于妊娠各个阶段。有研究发现早孕期妇女暴露于 DTG 引起胎儿神经管畸形的风险升高，目前不推荐在妊娠 8 周内使用 DTG。所以对那些有生育意愿的或者不采取避孕措施的妇女，应选用不含 DTG 的其他抗病毒治疗方案。NVP 不良反应较多，而且只可以用于 $CD4^+T$ 淋巴细胞计数<250 个/μl 的女性。RPV 不能用于 HIV 病毒载量>100000 CPs/ml 和 $CD4^+T$ 细胞计数<200 个/μl 的患者。当孕产妇血红蛋白低于 90 g/L 或中性粒细胞低于 0.75×10^9/L，建议不选或停用 AZT。

HIV 感染母亲所生儿童应在出生后尽早（6～12 h 内）服用抗病毒药物。对于母亲已接受 HAART、依从性较好、且达到长期病毒学抑制者，可给予 4 周 AZT 或 NVP 进行预防；对于孕期抗病毒治疗没有达到长期病毒学抑制、治疗不满 4 周或产时发现 HIV 感染的孕产妇所生儿童，应使用 AZT 或 NVP 6～12 周。HIV 阳性孕产妇急产的新生儿，国内外共识是应用 3 药治疗（但是一定要配备相关的感染科和儿科医生，承担儿童并发症的诊疗）。或者可以选择 AZT 6 周外加 3 剂 NVP，分别于 24 h、48 h 和 72 h 使用。在条件不许可的情况下，以国家妇幼中心指南为主。婴儿若接受母乳喂养，应首选 NVP 方案，婴儿预防用药建议剂量见表 8-2-1 和表 8-2-2。

表 8-2-1　婴儿预防用药建议剂量：奈韦拉平（NVP）

出生体重（g）	用药剂量	用药时间
≥2500	15 mg（即混悬液 1.5 ml），每天 1 次	母亲孕期即开始用药者，婴儿应服药至出生后 4～6 周；母亲产时或者产后才开始用药者，婴儿应服用 6～12 周；母亲哺乳期未应用抗病毒药物，则婴儿持续应用抗病毒药物至母乳喂养停止后 1 周
2000～2500	10 mg（即混悬液 1.0 ml），每天 1 次	
<2000	2 mg/kg（即混悬液 0.2 ml/kg），每天 1 次	

表 8-2-2　婴儿预防用药建议剂量：齐多夫定（AZT）

出生体重（g）	用药剂量	用药时间
≥2500	15 mg（即混悬液 1.5 ml），每天 2 次	母亲孕期即开始用药者，婴儿应服药至出生后 4～6 周；母亲产时或者产后才开始用药者，婴儿应服用 6～12 周；母亲哺乳期未应用抗病毒药物，则婴儿持续应用抗病毒药物至母乳喂养停止后 1 周
2000～2500	10 mg（即混悬液 1.0 ml），每天 2 次	
<2000	2 mg/kg（即混悬液 0.2 ml/kg），每天 2 次	

为了预防 PCP，所有 HIV 感染母亲所生的婴儿在完成 4~6 周 HIV 预防治疗后应进行 PCP 预防，除非已排除 HIV 感染。

三、安全助产

对于已确定 HIV 感染的孕妇，临床主管医生主动提供预防艾滋病母婴传播咨询与评估，由孕产妇及其家人在知情同意的基础上做出终止妊娠或继续妊娠的决定。

对于选择终止妊娠的 HIV 感染孕妇，应给予安全的人工终止妊娠服务，尽早手术，以减少并发症的发生。对于选择继续妊娠的孕妇，应给予优质的孕期保健、产后母乳喂养等问题的咨询，并采取相应的干预措施。

应当为 HIV 感染孕妇及其家人提供充分的咨询，告知住院分娩对保护母婴安全和实施预防 HIV 母婴传播措施的重要作用，帮助其及早确定分娩医院，尽早到医院待产。

HIV 感染不作为实施剖宫产的指征。对于孕早期、孕中期已经开始抗病毒治疗，规律服用药物，没有艾滋病临床症状，或孕晚期病毒载量<1000 CPs/ml，或已经临产的孕产妇，不建议施行剖宫产。

医疗保健机构应当为 HIV 感染孕产妇提供安全的助产服务，尽量避免可能增加 HIV 母婴传播危险的会阴侧切、人工破膜、使用胎头吸引器或产钳助产、宫内胎儿头皮监测等损伤性操作，减少在分娩过程中 HIV 传播的概率。

四、产后喂养指导

应当对 HIV 感染孕产妇所生儿童提倡人工喂养，避免母乳喂养，杜绝混合喂养。医务人员应当与 HIV 感染孕产妇及其家人就人工喂养的接受性、知识和技能、负担的费用、是否能持续获得足量、营养和安全的代乳品、及时接受医务人员综合指导和支持等条件进行评估。对于具备人工喂养条件者尽量提供人工喂养，并给予指导和支持；对于因不具备人工喂养条件而选择母乳喂养的感染产妇及其家人，要做好充分的咨询，指导其坚持正确的纯母乳喂养，且在整个哺乳期间必须坚持抗病毒治疗，喂养时间最好不超过 6 个月。同时，应为 HIV 感染孕产妇所生儿童提供常规保健、生长发育监测，感染状况监测，预防营养不良指导，免疫接种、艾滋病检测服务（包括抗体检测和早期核酸检测）等。

五、HIV 阳性孕妇所生儿童的随访

应在出生后 6 周以及 3 个月进行 HIV 核酸检测，进行 HIV 感染早期诊断。HIV 抗体检测在出生后 12 个月和 18 个月进行。核酸检测阴性而 18 个月时抗体阳性的 HIV 暴露儿童需在出生后 24 个月再进行一次 HIV 抗体检测。为了检测服用预防感染药物的安全性，出生后需进行血常规及肝功能检查作为基线评估的依据，之后监测的时间间隔取决于基线时肝功能和血常规的数值，孕龄、新生儿的临床状况，AZT 或 NVP 的剂量，以及其他药物的使用情况。

六、单阳家庭的生育选择

在男阴女阳家庭，在女方接受 HAART 且病毒载量已经控制的情况下可选择体外授精。在男阳女阴家庭，选择捐赠精子人工授精可以完全避免 HIV 传播的风险。如果不接

受捐赠精子，也可以在男方进行 HAART 达到持续病毒抑制后，考虑在排卵期进行自然受孕。这种情况下夫妻间传染的概率极低。

HIV 阳性的男方未达到病毒抑制而试图自然受孕时，HIV 阴性的女方应在排卵期无套性交前、后各服用 TDF/FTC（或者 TDF＋3TC）一个月进行暴露前和暴露后预防。

阳性一方接受 HAART 且病毒载量达到持续抑制是 HIV 单阳家庭备孕的关键。另外，为了提高受孕成功率，准确计算排卵期非常重要，可以寻求妇产科医生的帮助。

如果存在病毒载量检测受限或不可及的情况，建议进行 HAART 半年以上再进行受孕。这种情况下，建议寻求专家建议。

第三节　哺乳期妇女

母乳喂养具有传播 HIV 的风险，感染 HIV 的母亲应尽可能避免母乳喂养。如果坚持要母乳喂养，则整个哺乳期都应继续 HAART。治疗方案与妊娠期间抗病毒方案一致，且新生儿在 6 月龄之后立即停止母乳喂养。

参考文献

1. 中国疾病预防控制中心. 全国艾滋病检测技术规范（2015 年修订版）[J].中国病毒病杂志，2016，6（6）：401－427.
2. 中华医学会感染病学分会艾滋病丙型肝炎学组 中国疾病预防控制

中心. 中国艾滋病诊疗指南（2018 版）[J]. 中华内科杂志，2018，57（12）：867－884.

3. 国家卫生计生委办公厅. 预防艾滋病、梅毒和乙肝母婴传播工作实施方案（2015 年版）[S/OL]. 2019[2015－04－09]. http://www.nhfpc.gov.cn

第九章

抗病毒治疗监测

HAART 过程中要定期进行临床评估和实验室检测，评价治疗的效果，及时发现抗病毒药物的不良反应、病毒耐药性等，以保证抗病毒治疗的成功。

一、有效性评估

HAART 的有效性主要通过以下三方面进行评估：病毒学指标、免疫学指标和临床症状，其中病毒学的改变是最重要的指标。

（一）病毒学指标

大多数患者抗病毒治疗后血浆病毒载量 4 周内应下降 1 个 log 以上，在治疗后的 3~6 个月病毒载量应达到检测不到的水平。

（二）免疫学指标

HAART 后一年，$CD4^+T$ 淋巴细胞计数与治疗前相比增加了 30% 或 $CD4^+T$ 淋巴细胞计数增长 100 个/μl，提示治疗有效。

（三）临床症状

反映抗病毒治疗效果的最敏感的一个指标是感染者体重增加，对于儿童可观察身高、营养及发育改善情况，机会性感染发生减少。

二、病毒耐药检测

病毒耐药是导致抗病毒治疗失败的主要原因之一，对抗病毒疗效不佳或失败者可行耐药检测。

三、药物不良反应观察

抗病毒药物的不良反应及耐受性影响患者的服药依从性，进而影响抗病毒治疗的成败，所以适时监测并及时处理药物的不良反应对于提高治疗效果至关重要（具体参见第十章）。

四、药物浓度检测

特殊人群（如儿童、妊娠妇女及肾功能不全患者等）用药在条件允许的情况下可进行治疗药物浓度监测（therapeutic drug monitoring，TDM）。

参考文献

1. 中华医学会感染病学分会艾滋病学组．艾滋病诊疗指南第三版（2015 版）[J].中华临床感染病杂志，2015，（5）：385－401.
2. 中华医学会感染病学分会艾滋病丙型肝炎学组 中国疾病预防控制中心．中国艾滋病诊疗指南（2018 版）[J]. 中华内科杂志，2018，57（12）：867－884.

第十章

不良反应处理

第一节　抗病毒药物的不良反应及处理方法

抗病毒药物可引起多种不良反应，有些较轻微，有些则较严重，甚至会危及生命。轻微的药物不良反应，如恶心、头痛、失眠、眩晕、疲惫、皮疹等会使 HIV 感染者感到不适，这些不良反应在治疗开始后的几周内可能较严重，但以后会逐渐好转。这些不良反应虽然不是严重的问题，但是会影响到 HIV 感染者对抗病毒治疗的依从性，必须予以相应的处理。治疗开始前，医生应与 HIV 感染者及其家庭成员就可能的药物不良反应进行沟通，使其了解可能出现的症状及其严重程度，同时告知其这些症状大部分是自限性的（6~12 周可自行好转），这样有助于增强 HIV 感染者克服这些不良反应的信心，保持良好的治疗依从性。治疗开始后应鼓励 HIV 感染者坚持治疗，并督促其定期到门诊复诊，复诊时应注意监测和及时处理已经出现的不良反应，尽可能提高 HIV 感染者的治疗依从性，使 HIV 感染者稳定接受抗病毒治疗。

有些药物可能会导致较严重的不良反应，HIV 感染者很难耐受，甚至会危及生命。如果发生严重不良反应，基层医师应该与上级医院医师取得联系，或将 HIV 感染者转诊到上级医院进行评估。如果可以明确不良反应是因为某一种药物导致的，可在上级医师指导下进行药物替换和方案调整，如用 TDF 替代 AZT（重度贫血），或用克力芝替代 EFV（中枢神经系统毒性）。

一、消化系统不良反应

恶心、呕吐、腹胀、腹泻等，多由 AZT 引起，LPV/r 也可导致腹泻，常出现在治疗的前 2 个月内，但大多数并不严重，在这种情况下仍应鼓励 HIV 感染者继续治疗，并可给予对症处理。给予 HIV 感染者饮食及药物治疗建议有助于改善症状，如进食时服用抗病毒药物，可以减少某些药物的消化系统不良反应（除非药物有特别指出进食限制）。恶心、呕吐给予抗呕吐剂。腹泻可给予止泻药物（如洛哌丁胺），并维持水、电解质平衡。胃炎或反酸给予抑酸药或 H_2-受体拮抗剂；一次只摄入少量食物/液体；避免高脂肪、辛辣或过甜的食物、奶制品、清汤、淡茶、未经深加工的米可能有益处。随着时间推移，上述药物不良反应将逐渐好转，若症状持续加重或超过 2 周，需转诊至指定医院进行评估和治疗。d4T 可引起腹部绞痛，若除外胰腺炎、肾结石等，可给予对乙酰氨基酚（扑热息痛）减轻疼痛，同时嘱咐感染者避免暴饮暴食。

二、骨髓抑制

骨髓抑制是服用抗病毒药物，尤其是 AZT 后的一种常见不良反应。贫血和中性粒细胞减少常在抗病毒治疗开始后的前4个月出现。在此期间应密切监测血红蛋白（Hb）和红细胞比容（Hct）、中性粒细胞水平。如果 Hb 或 Hct 较基线水平下降>25% 或 Hb<90 g/L，和（或）中性粒细胞<0.75×10^9/L，应考虑用 TDF 替代 AZT，并追踪监测 Hb 直至升至正常值。有条件时可使用促粒细胞生成素、促红细

胞生成素或输血，必要时向上一级医师咨询。需要注意的是，基线 CD4$^+$ T 淋巴细胞计数较低的 HIV 感染者如果合并感染也可能导致贫血。

三、皮疹

许多抗病毒药物可引起皮疹，以非核苷类药物最明显，尤其是 NVP。一般发生在治疗开始前后的前 3 个月。如果是 EFV 导致的轻度皮疹，通常在 3~5d 之后自动消失。如果在 NVP 导入期出现轻、中度（1 或 2 级）皮疹，应延长导入期（每日 200 mg）直到皮疹改善，然后增加到全剂 NVP。如果在 NVP 导入期后出现轻、中度（1 或 2 级）皮疹，继续抗病毒治疗，可加用抗组胺药减轻症状，如氯苯那敏。同时需防止阳光照射皮肤，避免使用烈性皂类，穿着宽松棉制品服装。如果出现中度皮疹，但不进展也不累及黏膜，不伴有系统症状，可考虑单独换用 NNRTIs 药物（如用 EFV 替换 NVP）。治疗中如果出现中度皮疹伴有发热或黏膜受累，要进行 ALT 检测，同时应密切监测皮疹变化，并请临床专家会诊作紧急评估，以防症状的进一步恶化。使用 NNRTIs 药物的任何阶段出现 3 或 4 级皮疹，均应停止所有抗病毒治疗药物，并立即转诊给 HIV 临床专家处理。如果出现严重皮疹（全身性、脱皮、黏膜受累），需警惕发展成 Stevens-Johnson 综合征。待皮疹消失后，重新开始进行含有 PIs 的或者 3 个 NRTIs 的抗病毒治疗方案。ABC 可引起严重过敏反应，一旦出现应立即停用，并给予抗过敏治疗。有条件时使用 ABC 前应检测 HLA－B*5701，如果为阳性，应避免使用 ABC。皮疹的分级见表 10－1－1。

表 10-1-1　皮疹的分级

分级	1~2 级（轻或中度）	3~4 级（重度或可能危及生命）
皮疹	红斑 瘙痒 弥漫性斑丘疹 干性脱屑	起疱 湿性脱屑 溃疡 严重瘙痒 黏膜受累 疑似 Stevens-Johnson 综合征 毒性上皮坏死溶解 多形性红斑 坏疽 脱落性皮炎

四、肝毒性

严重的肝毒性常和 NVP 有关，也可由 EFV 所致，可有血清转氨酶升高、黄疸及其他肝炎的临床表现。开始抗病毒治疗前，应评价 HIV 感染者先前已存在的肝脏疾病，包括 HIV 感染者 HBV 和 HCV 的感染状况及 ALT 和 AST 的基线水平。若治疗前 HIV 感染者的 ALT 和 AST 值正常且 HBV、HCV 阴性，在接受含有 NVP 的抗病毒治疗方案后，ALT 或 AST 值升高>200 IU/L，没有其他原因，应停用抗病毒治疗（肝功能异常分级详见表 10-1-2）。当 ALT 恢复正常并且症状消失后，HIV 感染者可以在 HIV 临床专家指导下，重新开始采用含 EFV 或整合酶抑制剂的抗病毒治疗方案。在治疗最初的 1~3 个月内，应该每 2 周 1 次或更频繁地监测 ALT/AST 和肝病相关症状。

表 10－1－2　肝功能异常分级

肝功能异常分级	1级 （轻度）	2级 （中度）	3级 （重度）	4级 （潜在生命威胁）
ALT 或 AST （正常值上限的倍数）	1～2.5	2.5～5	5～10	＞10
TBIL （正常值上限的倍数）	1～1.5	1.5～2.5	2.5～5	＞5

　　合并 HBV 感染的 HIV 感染者，在抗病毒治疗的过程中 ALT 或 AST 的升高和肝细胞损伤的关系更密切，需要更密切监测 ALT/AST 等肝炎症状恶化指标，建议每 10～14d 监测 1 次。合并 HCV 感染的 HIV 感染者，ALT 或 AST 的波动与肝细胞损伤的关系并不密切，但也需要密切地监测 ALT/AST 和肝炎的症状、体征有无恶化。若 ALT 或 AST 大于正常值 5 倍以上，或 HIV 感染者出现了黄疸、淤点、皮肤容易青紫、出血或扑翼样震颤的症状，应立即向专家组成员咨询。此时，应暂停所有抗病毒治疗，并进行对症、支持治疗（详见表 10－1－3）。抗结核治疗同样可引起肝毒性。合并结核病的 HIV 感染者在进行抗病毒治疗肝功能损害时，应咨询临床专家。感染 HBV 的 HIV 感染者在停用含 3TC 或 TDF 的抗病毒治疗方案时，有可能造成乙型病毒性肝炎的恶化。

表 10-1-3　抗病毒治疗后出现肝毒性的处理原则

肝毒性分级	处理原则
1~2 级	查找肝功能损害原因（如 HAV、HBV、HCV、HEV、中药、草药，是否服用阿扎那韦以及其他药物），继续抗病毒治疗，保肝治疗，临床观察
3 级	查找肝功能损害原因（如 HAV、HBV、HCV、HEV、中药、草药，是否服用阿扎那韦以及其他药物），可以考虑停用抗病毒药物，保肝治疗
4 级	停用抗病毒药物，并转诊到指定医院进行处理

五、肾脏损伤

TDF 引起近端肾小管细胞的功能障碍，可能导致急性或慢性肾损伤。大多数报告的 TDF 相关肾病病例为部分或完全的范可尼（Fanconi）综合征，主要表现为蛋白尿、尿糖和低磷血症，伴有或不伴有肾小球滤过率（GFR）降低。TDF 肾毒性的危险因素包括：HIV 晚期、长期治疗史、低体重、血管代谢性疾病、ABCC-2 基因多态性（编码转运TDF 的 MRP-2 基因）等，尤其是女性及有肾损害基础者。通过肾小球滤过和肾小管分泌的方式，TDF 以原型在尿液中排泄。多因素分析发现血清肌酐和低体重是影响血浆TDF 浓度的独立相关因素，高血浆 TDF 谷浓度和年龄是TDF 肾脏毒性的独立相关因素。使用含 TDF 方案开始抗病毒治疗前须评估肾功能、血磷、尿糖及尿蛋白，并在治疗中监测，早期发现肾损伤迹象，及时撤换（换为 ABC 或AZT）或减量 TDF，肾功能指标可部分恢复。肾功能不全的 HIV 感染者（CrCl<50 ml/min）应避免使用 TDF，如果

需要使用应调整 TDF 剂量。

六、骨密度下降

NRTIs 降低骨密度（BMD），TDF 较 AZT、d4T 和 ABC 更明显。所有含 NRTIs 方案治疗后均与 BMD 降低有关，而与含 TDF 方案关系更大。股骨头坏死多见于 PI 类药物，症状随时间发展逐渐恶化。酗酒、高血压、甾体类激素、外伤、慢性胰腺炎 HIV 感染者更容易发生。

七、中枢神经系统不良反应

NNRTIs 类抗病毒药物可引起中枢神经系统不良反应。其中 EFV 最为明显，多于服药后 2～4 周内发生。表现为不同程度的头晕、头痛、失眠或嗜睡，多梦（美梦或噩梦）、情绪异常、注意力不集中、抑郁，甚至自杀倾向。严重者出现谵妄、木僵状态。有精神疾病的 HIV 感染者，同时使用神经精神类药物或增加血浆 EFV 浓度的药物是发生上述不良反应的危险因素。RPV 也可引起头痛、失眠、抑郁。EFV 引起的中枢神经系统不良反应通常 4 周后消失或减轻，医务人员需对 HIV 感染者提供咨询支持，解释 EFV 的药物不良反应，睡前服药可以减轻症状。若影响睡眠，可将服药时间调整至早晨，空腹服药，避免驾驶及高空作业等职业。使用 EFV 前询问病史，对有精神、神经等中枢神经系统疾病史 HIV 感染者，以及药瘾者应避免使用 EFV。出现严重抑郁或自杀或精神异常，应去咨询精神科医师。如果出现对自己或他人的暴力倾向，用药物替换 EFV 并到专科进行相关咨询。

此外，蛋白酶抑制剂 LPV 有引起颅内出血的报道。整合酶抑制剂 DTG 和 RAL 等可引起头痛、情绪变化等，RAL 可致抑郁和自杀倾向，但很少见。

八、周围神经病变

周围神经病变主要由导致线粒体损伤的 d4T 引起，通常出现在开始治疗 3 个月以后。对于基线 CD4$^+$ T 淋巴细胞计数较低的 HIV 感染者在抗病毒治疗最初几个月内出现的周围神经损害，要考虑由潜在的 HIV 相关性疾病或 CMV 感染所致，神经损害分级见表 10−1−4。

如果出现以上症状，应使用 AZT 或 TDF 替换 d4T。有关症状可采用复合维生素 B 治疗。阿密曲替林可缓解疼痛，但在 3~4 周之内效果不明显，3 个月以后疼痛会逐渐减轻。HIV 感染者对这一药物的起效过程应有所了解。阿密曲替林的起始剂量是睡前 50 mg，以后增加到每日 150 mg，分 3 次服用。所有服用阿密曲替林的 HIV 感染者都会发生口干的情况，甚至可能会觉得难以忍受。出现难治性周围神经损害的 HIV 感染者可使用加巴喷丁、苯妥英或卡马西平等药物进行治疗。

表 10-1-4　神经损害分级

	1级（轻度）	2级（中度）	3级（重度）	4级（潜在生命威胁）
肌力	轻度下肢肌肉乏力，但仍可行走，和（或）轻度腱反射亢进或减弱	无法以脚踝和（或）脚趾行走，和（或）轻度上肢乏力但仍能完成大多数动作，和（或）腱反射亢进或减弱	下肢低垂或足趾无法背屈，和（或）近侧上肢无力，完成日常动作困难，和（或）行走需他人扶助	肌肉无力，只能卧床
反射感觉缺失	手指或脚趾感觉缺失或减弱［振动、针刺或冷（热）感］	脚踝的感觉缺失或减弱［振动、针刺或冷（热）感］，和（或）手指或脚趾关节失去定位感	膝或腕部的感觉缺失或减弱，和（或）中度上肢和下肢感觉缺失	四肢和躯体感觉缺失或减弱
感觉异常（烧灼、麻木等）	轻度不适，但不需治疗	中度不适，痛觉消失	严重不适	能力丧失
小脑功能失调	轻度共济失调，和（或）轮替运动障碍	意向性震颤和（或）语音含糊，和（或）眼球震颤	需帮助才能行走，和（或）肢体动作不能协调	不能站立

九、乳酸酸中毒

正常休息条件下静脉血浆乳酸浓度约 1 mmol/L，当血浆乳酸浓度达 2 mmol/L 时为高乳酸血症，超过 5 mmol/L 并伴有 pH 值<7.25 即可确诊为乳酸酸中毒。对于不能测定血乳酸者可测定阴离子间隙值（AG）（正常值 8～16 mmol/

L），AG>18 mmol/L，而能排除其他酸中毒（尿毒症、酮症酸中毒、水杨酸中毒等），则提示乳酸酸中毒。在抗病毒治疗时乳酸酸中毒少见，但一旦发生则有致命的危险。乳酸酸中毒可由任何 NRTIs 药物引起，主要为 d4T、AZT。

如果在给予抗病毒治疗 8~9 月后，HIV 感染者出现难以归类的症状，如没有原因可解释的显著的疲惫乏力、呼吸增快、恶心、呕吐、腹痛、肌肉疼痛和体重减轻等症状时，尤其是先前病情稳定而在几天内迅速出现以上症状的 HIV 感染者需要考虑乳酸酸中毒。晚期 HIV 感染者可有深大呼吸、意识模糊、嗜睡、木僵、昏迷、心律失常、肝功能衰竭等症状。如果临床诊断可疑，则应停止抗病毒治疗，有条件者可进行下列检查：

（1）血乳酸浓度：是诊断乳酸性酸中毒的特异性指标，HIV 感染者血乳酸浓度多超过 5 mmol/L，超过 10 mmol/L 者大多预后不佳；

（2）动脉血 pH 值是诊断乳酸酸中毒是否同时伴酸血症的重要指标；

（3）CO_2 结合力：乳酸酸中毒时，CO_2 结合力常<9.0 mmol/L；

（4）阴离子间隙：通过公式"$[Na^+]-[Cl^-+HCO_3^-]$=阴离子间隙"来计算。乳酸酸中毒 HIV 感染者阴离子间隙升高，一般可达 25~45 mmol/L；

（5）HCO_3^- 浓度：乳酸酸中毒时明显降低，常<10 mmol/L；

（6）血白细胞：乳酸酸中毒时大多增高。

如果怀疑乳酸酸中毒，而没有条件进行上述检查时应立即转诊到指定医院处理。出现乳酸酸中毒，目前尚无满意的治疗方法，最重要的处理措施是立即停止抗病毒治疗，并予以吸氧；补充维生素，包括维生素 B_1、B_2、B_6、烟酰胺、辅酶 Q_{10} 等；给予碳酸氢钠或二氯醋酸纠正酸中毒；有条件者试用不含乳酸钠的透析液进行血液或腹膜透析治疗，可加速乳酸排泄，多用于不能耐受钠过多的老年 HIV 感染者和肾功能不全的 HIV 感染者。待 HIV 感染者完全恢复后，再重新开始抗病毒治疗，治疗方案可包括加强的 PIs 药物（如洛匹那韦/利托那韦，LPV/r）和一种 NNRTIs 药物，还可以包括 TDF 或 ABC。

需要注意的是，乳酸酸中毒的发生率在妊娠时增加，因此当以上症状出现于妊娠妇女时应特别提高警惕，在妊娠期联合使用 d4T/ddI 可增加发生乳酸酸中毒的风险，故应避免应用。其他危险因素包括：同时使用二甲双胍；大量饮酒。

十、胰腺炎

虽然不常见，但可能出现非常严重的后果，特别是服用 ddI+d4T 的 HIV 感染者。出现严重上腹痛、恶心和呕吐的 HIV 感染者，需检查淀粉酶。但应注意当出现急性胰腺炎时，血清淀粉酶水平一般在正常范围内。如果疑似胰腺炎，应将 HIV 感染者转诊到专家组进行评估。可以使用腹部超声波扫描或 CT、MRI 进行放射性检查，确定肿胀、变大的胰腺。如果确诊胰腺炎，所有抗病毒药物应立即停止（不可逐渐减量）。当 HIV 感染者临床症状消失并且淀粉酶下降后，考虑重新采用含有 NRTIs 的抗病毒治疗，但不要再使用 ddI 或 d4T。

十一、代谢综合征

脂代谢异常包括两部分内容：脂肪沉积和脂肪萎缩。这是抗病毒治疗的远期不良反应，通常在开始治疗后的数月或几年后出现，发生率为 20%~80%。脂肪沉积多见于腹腔、上背部、乳房、皮下组织。有些 HIV 感染者会同时出现腹部肥胖、高血压、高血脂和胰岛素抵抗，即代谢综合征或 X 综合征。脂肪萎缩主要见于面部、四肢和臀部。脂肪沉积多见于应用包含 PIs 药物的抗病毒治疗方案的 HIV 感染者，但其发病机制不明，没有接受过 PIs 药物治疗的 HIV 感染者也可出现脂肪沉积。脂肪沉积有时候也可以不伴有高血脂。发生脂肪沉积的危险因素包括肥胖、基线 $CD4^+T$ 淋巴细胞计数低或老年人。脂肪萎缩主要见于应用 NRTIs 药物，特别是 d4T 的 HIV 感染者。AZT 或 ddI 引起脂肪萎缩的概率要低一些。其机制可能是药物抑制了线粒体多聚酶 γ，导致线粒体 DNA 耗竭。发生脂肪萎缩的危险人群为应用 NRTIs 药物（如 d4T、AZT 等）者、$CD4^+T$ 淋巴细胞计数最低值<200 个/μl 者和老年人。代谢综合征显著增加发生心脑血管疾病的风险，但是目前对脂代谢异常还没有理想的治疗方法。低脂饮食和有氧运动可以改善脂肪沉积，但会加重脂肪萎缩。生长激素、促生长激素释放激素、噻唑烷二酮类药物、睾酮等曾用于治疗脂肪沉积，但并没有得到公认的结果。

初步研究表明，二甲双胍可以改善胰岛素敏感性、减少腹腔内脂肪，整形手术也可以用来治疗脂肪沉积和脂肪萎缩。用 NNRTIs 药物替换 PIs 药物可能会对脂肪沉积有部分疗效，TDF 或 ABC 替换 d4T 可逐渐改善脂肪萎缩。也有研究表明，用 AZT 替换 d4T 也会改善脂肪萎缩，但只有小于 40％的 HIV 感染者有效。常用抗病毒药物的不良反应和替换方法见表 10－1－5。

表 10－1－5　常用抗病毒治疗药物的不良反应和替换方案

抗病毒药物	常见不良反应	替换方案
TDF	疲乏，头痛，腹泻，恶心，呕吐，胃胀，肾功能不全，Fanconi 综合征，骨软化，骨密度降低，HBV 合并感染患者突然停用 TDF 时有可能出现严重的肝炎加剧	如果 TDF 为一线使用，考虑更换为 AZT，如果 TDF 为二线使用，AZT 已经耐药，则请示临床专家组意见
AZT	骨髓抑制，巨细胞贫血，中性粒细胞减少，胃肠道反应，头痛，失眠，疲乏，皮肤和指甲色素沉着；CPK 和 ALT 升高；乳酸酸中毒和/或肝脂肪变性	考虑 TDF
3TC	不良反应少，且较轻微，偶有头痛、恶心、腹泻等不适	—
EFV	超敏反应，Stevens-Johnson 综合征，皮疹，肝毒性，持续严重的中枢神经系统毒性（抑郁、意识不清），高脂血症，男性乳房增大	考虑 LPV/r
NVP	超敏反应，Stevens-Johnson 综合征，皮疹，肝毒性，高脂血症	EFV，如果 EFV 也不耐受，考虑 LPV/r

续表

抗病毒药物	常见不良反应	替换方案
LPV/r	胃肠道反应，恶心，呕吐，腹泻，疲乏，高脂血症（尤其高甘油三酯血症），血清转氨酶升高，高血糖，脂肪分布异常，血友病患者有出血倾向，PR间期延长，QT间期延长，尖端扭转型室性心动过速	其他蛋白酶抑制剂，具体咨询当地临床专家组意见
d4T	乳酸酸中毒	考虑TDF（ABC儿童）

注："—"表示没有推荐的替换药物。

第二节 免疫重建炎性综合征（IRIS）

对于CD4$^+$T淋巴细胞计数较低的HIV感染者，启动抗病毒治疗前数月有可能因为免疫功能恢复而导致炎症反应增强。HIV感染者在抗病毒治疗前数周或前数月，由于CD4$^+$T淋巴细胞计数增高，可能对引起机会性感染的病原体的免疫反应增高，可以表现为一种新的或更恶化的临床疾病。IRIS是指艾滋病患者在HAART后免疫功能恢复过程中出现的一组临床综合征，主要表现为发热、潜伏感染的出现或原有感染的加重或恶化。多种潜伏或活动的机会性感染在HAART后均可发生IRIS，如分枝杆菌病（结核病、鸟型分枝杆菌病），病毒性疾病（巨细胞病毒、单纯疱疹病毒、水痘-带状疱疹病毒、HBV、HCV、PML），真菌性疾病

[隐球菌、念珠菌（假丝酵母菌）]，肿瘤（卡波西肉瘤、淋巴瘤），多形性皮疹和自身免疫病。在合并 HBV 及 HCV 感染时，IRIS 可表现为病毒性肝炎或加重。IRIS 的典型起始时间为抗病毒治疗开始后的前 8 周内的任何时间，但也有观察到直至 6 个月才出现，需与原发或新发的机会性感染相鉴别。在初始治疗失败并成功地调整为二线药物治疗时，IRIS 也可出现。在开始抗病毒治疗后，HIV 感染者可能出现下列两种类型免疫重建炎性综合征（IRIS）中的任意一种：

（1）"治疗矛盾反应"：在抗病毒治疗开始后出现的与治疗相关的疾病［例如结核病或念珠菌（假丝酵母菌）病］矛盾性地变得更加严重。

（2）"暴露型"IRIS：免疫功能恢复后使得原先隐匿的感染出现明显临床表现。IRIS 可轻可重。为降低 IRIS 的风险，在开始抗病毒治疗前积极处理或使活动的机会性感染稳定下来十分重要。

首次进行 HAART、基线病毒载量高及基线 $CD4^+$ T 淋巴细胞数较低是 IRIS 发生的危险因素。有高危因素的患者在抗病毒治疗后应警惕 IRIS 的发生。有效控制急性期机会性感染后再进行 HAART，HAART 前积极发现潜在的机会性感染可降低 IRIS 的发生率。

IRIS 出现后应继续进行抗病毒治疗。表现为原有感染恶化的 IRIS 通常为自限性，不用特殊处理而自愈；而表现为潜伏感染出现的 IRIS，需要进行针对性的抗病原体治疗；严重者可短期应用糖皮质激素或非甾体类消炎药控制。糖皮质激素应避免用于卡波西肉瘤患者以及不确定的结核病 IRIS 患者（即不能排除治疗无效的情况）。CMV 感染者慎用糖皮质激素，如需要使用，应当采取短程口服治疗。

表现为 IRIS 的机会性感染的处理：除治疗基本疾病外，还需进行抗感染治疗，如非甾体类消炎药（NSAIDs）或短期应用糖皮质激素。

HIV 感染者应在指定医院由 HIV 治疗专家进行评估。不要混淆 IRIS 和隐匿的机会性感染，两者的区别在于开始抗病毒治疗后数月内的时间进程不同。当疑似 IRIS 时，应按照下列顺序处理：

（1）处理侵袭性的机会性感染。

（2）使用非甾体类消炎药（NSAIDs）或短期使用糖皮质激素以减轻炎症反应。

（3）多数 HIV 感染者无须中断抗病毒治疗。对于严重的 IRIS 患者，NSAIDs 或口服糖皮质激素〔泼尼松，1mg/（kg·d），1～2 周后再逐步减量并停用〕有助于减轻炎症反应及稳定病情。$CD4^+$ T 淋巴细胞计数低的 HIV 感染者及严重的 IRIS 病例应住院并由 HIV 治疗专家来进行处理。结核性 IRIS 在所有合并结核病 HIV 感染者中的发病率为 10%～33.3%。在抗结核治疗 8 周后再开始抗病毒治疗有助于降低出现结核性·IRIS 的风险。但当 HIV 感染者 $CD4^+$ T 淋巴细胞计数极低或合并严重的机会性感染，则 HIV 感染者等待抗病毒治疗开始的时间越长，死亡的风险也越大。此时，应根据对先前已存在的结核进行治疗的次数和临床状况等，由有经验的 HIV 治疗专家做出个性化的治疗决定。对于极度虚弱的 HIV 感染者，尽管在处理机会性感染后不久、结核治疗过程中以及病情刚刚稳定的时候开始进行抗病毒治疗会增加发生 IRIS 的风险，但是这种治疗方案对 HIV 感染者也许有益。

参考文献

1. Panel on opportunistic infections in HIV－infected adults and adolescents. Guidelines for the prevention and treatment of opportunistic infections in HIV-infected adults and adolescents：recommendations from the Centers for Disease Control and Prevention，the National Institutes of Health，the HIV Medicine Association of the Infectious Diseases Society of America［S/OL］.［2018－10－02］. http：//aidsinfo. nih. gov /contentfiles/lvguidelines/adult _ oi. pdf.

2. 中华医学会感染病学分会艾滋病丙型肝炎学组 中国疾病预防控制中心 . 中国艾滋病诊疗指南（2018 版）［J］. 中华内科杂志，2018，57（12）：867－884.

3. 中国疾病预防控制中心性病艾滋病预防控制中心 . 国家免费艾滋病抗病毒药物治疗手册［M］.4 版 . 北京：人民卫生出版社，2016.

第十一章

机会性感染的防治

　　HIV 相关机会性感染是指某种病原体引起的感染性疾病，但由于 HIV/AIDS 患者免疫功能低下，更容易频繁发生或者发生后病情更为严重。大多数发生在 HIV 感染后 7～10 年；如果没有进行有效抗逆转录病毒治疗（antiretroviral therapy，ART），HIV 感染者常常在出现艾滋病症状后 1～2 年内死亡。

　　机会性感染的发生和 HIV 感染者 $CD4^+T$ 淋巴细胞计数有密切关系，常常发生在 $CD4^+T$ 淋巴细胞计数<200 个/μl 的患者。主要机会性感染包括：肺孢子菌肺炎、结核病、非结核分枝杆菌感染（NTM）、巨细胞病毒感染、单纯疱疹病毒（HSV－1 和 HSV－2）和水痘－带状疱疹病毒（Varicella-Zoster virus，VZV）感染、弓形虫脑病（Toxoplasma encephalitis）、真菌感染（黏膜念珠菌、隐球菌、马尔尼菲篮状菌）等。

第一节　肺孢子菌肺炎

　　肺孢子菌肺炎（PCP）是由耶氏肺孢子菌（*P. jirovecii*）引起的肺部真菌感染。

一、流行病学

　　通过空气传播，90％以上 PCP 发生在 WHO 临床Ⅳ期，$CD4^+T$ 淋巴细胞计数<200 个/μl 的 HIV 感染者。血液病患者和肿瘤放化疗、器官移植、长期使用激素等免疫抑制剂者也可能并发肺孢子菌肺炎。

引起 PCP 的高危因素包括：肺孢子菌肺炎史、鹅口疮、复发性细菌性肺炎、原因不明体重下降、HIV 高病毒载量。

没有进行 ART 和普遍采取 PCP 预防治疗，70%~80% 的艾滋病患者发生 PCP，病死率 20%~40%。广泛 PCP 预防和 ART 后，美国和西方国家 PCP 发病率明显降低（<1/100 人年）。

二、临床表现

典型症状：进行性呼吸困难＋发热＋干咳；亚急性起病，数天/数周内恶化（急性肺炎少见）；大多数病例发热明显，有些患者主要症状可能为发热。

常见合并感染：鹅口疮，13%~18% 患者可以合并肺结核、卡波西肉瘤和细菌性肺炎。

三、辅助检查

（一）实验室检查

主要表现为血氧饱和度下降（所有病人需要做血气分析）；乳酸脱氢酶升高常见但无特异性。

低氧血症分级：轻度，不吸氧状态，血氧分压（PaO_2）≥70 mmHg，或肺泡－动脉血氧分压差［A－a］DO_2<35 mmHg；中度，［A－a］DO_2≥35 mmHg，但<45 mmHg；重度，［A－a］DO_2≥45 mmHg。

（二）影像学检查

1. 典型胸部影像学表现

（1）胸片：磨玻璃影伴网状和小结节影；双侧、对称肺门间隙浸润扩散，呈蝴蝶状；

（2）胸部高分辨 CT（HRCT）：弥漫性微小结节影，磨玻璃样小斑片影和纤细网状纤维改变；

（3）早期患者可能正常。

2. 不典型 X 线表现

不典型 X 线表现约占患者的 10％，主要表现为：

（1）病变不对称性，累及肺尖及肺底部；

（2）肺叶、段或孤立性病变；

（3）肺囊性或蜂窝状空洞；

（4）胸腔内淋巴结肿大和/或少量胸腔积液；

（5）可并发间质性肺气肿、气胸或纵隔气肿。

3. 不支持 PCP 的影像学表现

不支持 PCP 的影像学表现为空洞、淋巴结肿大和胸腔积液（如果不伴有其他肺部感染、空洞和胸腔积液，提示其他诊断或其他病原体感染）。

（三）病原学检查

实验室检查尚不能对肺孢子菌进行培养。主要通过涂片染色，特别是六胺银染色镜检发现肺孢子菌包囊。各种标本的敏感性：诱导痰液 50％～90％，支气管肺泡灌洗液（BAL）90％～99％，支气管镜活检 95％～100％，开胸肺活检95％～100％。

四、诊断

需要结合典型临床表现、典型胸部 X 线表现和病原学检查进行综合判定。

五、鉴别诊断

主要需要鉴别细菌性肺炎、肺结核、肺部真菌感染、病毒性肺炎、肺部寄生虫感染、肿瘤、非霍奇金淋巴瘤、卡波西肉瘤和其他 AIDS 肺部病变等。

六、治疗

(一) 一般性治疗

采用吸氧、维持内环境稳定等治疗。

(二) 病原学治疗

1. 首选

复方新诺明 (SMZ/TMP，每片含 SMZ 0.4 mg＋TMP 0.08 mg)：SMZ 每日 100 mg/kg，TMP 每日 20 mg/kg，分 4 次，口服或静脉滴注，疗程 3 周；重症患者可以联合使用卡泊芬净 (首剂 70 mg，以后 50 mg/d，疗程 14 d)。

2. 替代治疗

克林霉素＋伯氨喹：克林霉素 600～900 mg，口服或静脉滴注，6～8 h 1 次，或者 450 mg，口服，每 6 h 1 次；联合应用伯氨喹15～30 mg，1 次/天，口服，疗程 21 d。注意查 G－6－PD，有蚕豆病史禁用。氨苯砜 100 mg，口服，1 次/天；联合应用甲氧苄啶（甲氧苄胺嘧啶）200～400 mg，口服，2～3 次/天，疗程 21 d。或喷他脒，3～4 mg/kg，1 次/天，缓慢静脉滴注（60 min 以上），疗程 21 d。

（三）激素治疗

中重度患者（PaO$_2$<70 mmHg 或肺泡－动脉血氧分压差>35 mmHg），早期（72 h 内）可应用糖皮质激素治疗，泼尼松 40 mg 口服，2 次/天，5 d 后改为 20 mg 口服，2 次/天，5 d 后改为 20 mg，1 次/天，至疗程结束；静脉用甲泼尼龙剂量为上述泼尼松的 75%。

七、预防

（一）用药指征

CD4$^+$T 淋巴细胞计数<200 个/μl 或 CD4$^+$T 淋巴细胞计数/总 T 淋巴细胞计数<14%。

（二）一级预防

适用于既往未发生过 PCP 的患者，首选 SMZ-TMP 1 片（0.48 g/片），每日一次。

（三）二级预防

首选 SMZ-TMP 2 片（0.48 克/片），1 次/天；

（四）停药指征

经 ART 治疗使 CD4$^+$T 淋巴细胞计数增加到>200 个/μl，并持续≥6 个月。

（五）替代治疗

若磺胺不能耐受或者过敏，替代药品有氨苯砜 100 mg，口服，1 次/天。

八、抗逆转录治疗时机

对没有抗逆转录治疗（ART）的患者，尽可能在 PCP 诊断 2 周内 ART，降低病死率。数周内可能出现免疫重建炎症综合征（IRIS），包括发热、咳嗽、气促、肺部渗出病灶增加等。初始 ART 需要密切随访。

第二节　结核病

结核病由结核分枝杆菌（mycobacterium tuberculosis，MTB）感染引起。可分为结核分枝杆菌潜伏感染（LTBI）和活动性结核病两类。

结核分枝杆菌潜伏感染：机体内感染了结核分枝杆菌，但没有发生临床结核病，没有临床细菌学或者影像学方面活动结核的证据。

活动性结核病：具有结核病相关的临床症状和体征，结核分枝杆菌病原学、病理学、影像学等检查有活动性结核的证据。活动性结核病按照病变部位分为肺结核和肺外结核；肺结核按病原学检查结果分为痰涂片阳性/阴性肺结核、痰培养阳性/阴性肺结核、分子生物学阳性/阴性肺结核以及未痰检肺结核。结核病按照耐药状况分为非耐药结核病、耐药结核病。耐药结核病分为单耐药结核病、多耐药结核病、耐多药结核病（MDR－TB）、广泛耐药结核病（XDR－TB）、利福平耐药结核；结核病根据治疗史分为初治结核病和复治结核病。

一、流行病学

HIV 感染者活动性结核病的年发生率大约是普通人群的 5～12 倍；而且，HIV 相关性结核可增加 HIV 病毒载量、HIV 进展风险和死亡率。抗 HIV 治疗和治疗 LTBI［定义为结核菌素试验阳性或/和 γ－干扰素释放试验阳性（IGRA）］可以降低 HIV 感染者活动肺结核病的发生以及结核相关的死亡率。2010 年一项荟萃分析中，中国大陆 HIV 感染者和艾滋病患者中结核病的患病率分别为 7.2% 和 22.8%。

二、活动性结核病的临床表现

（一）肺结核

肺结核常有咳嗽、咳痰、痰中带血或咯血，可有刺激性咳嗽、胸痛和呼吸困难等症状，多数起病缓慢，部分患者可无明显症状。肺结核还可出现全身症状，如盗汗、疲乏、间断或持续午后低热、食欲不振、体重减轻等。女性患者可伴有月经失调或闭经。少数患者起病急骤，有中、高度发热，部分伴有不同程度的呼吸困难。少数患者可伴有结核性超敏感症候群，包括结节性红斑、疱疹性结膜炎/角膜炎等。

（二）肺外结核

肺外结核根据不同部位和严重程度有相应的表现。HIV感染者结核病症状与宿主免疫力有关，CD4+ T 淋巴细胞计数>350 个/μl患者症状与非 HIV 感染者无异，主要表现为咳痰、发热、盗汗、消瘦和乏力等；免疫缺陷者肺外结核病多见，且免疫缺陷越严重，肺外结核病可能性越大，如结核淋巴结炎、胸膜炎、脑膜炎、心包炎等，可伴或不伴肺结核。这些患者多数 CD4+ T 淋巴细胞计数<200 个/μl，可出现高热、病情快速进展和脓毒血症等严重全身症状。HIV感染者肺结核病影像检查表现为中下叶病灶、间质病变和粟粒状病变，空洞少见，胸内淋巴结病变多见，且纵隔淋巴结肿大多于肺门淋巴结。部分痰培养阳性肺结核病患者临床症状不明显，甚至胸部 X 线影像正常。组织病理改变也与宿主免疫力相关，免疫低下者较难见到特征性的结核病肉芽肿。抗结核病治疗药物与联合抗逆转录病毒治疗（combined antiretroviral therapy，cART）可使结核病症状明显或加重。

三、结核病检查方法

（一）胸部影像学检查

可以表现为原发性肺结核，血行播散性肺结核，继发性肺结核，气管、支气管结核，结核性胸膜炎。

（二）实验室检查

1. 细菌学检查

（1）涂片抗酸染色显微镜检查阳性；

（2）分枝杆菌培养阳性，菌种鉴定为结核分枝杆菌复合群。

2. 分子生物学检查

结核分枝杆菌核酸检测阳性。

3. 结核病病理学检查

典型结核（结核结节）的病理诊断较容易，而不具备典型结核病病理变化的病例则常需借助抗酸染色找到结核杆菌，从而明确诊断。

4. 免疫学检查

（1）结核菌素皮肤试验（TST），中度阳性或强阳性；

（2）γ-干扰素释放试验阳性；

（3）结核分枝杆菌抗体阳性。

γ-干扰素释放试验特异度为 $92\%\sim97\%$，远高于 TST 的 $56\%\sim95\%$，但其敏感度会受到机体免疫力的影响。

5. 支气管镜检查

支气管镜检查可直接观察气管和支气管病变，也可以抽吸分泌物、刷检及活检。

四、结核病的诊断

结核病可发生于任何 $CD4^+T$ 淋巴细胞计数水平的艾滋

病患者，尤其要注意发生于 HIV 感染者的结核病在临床表现以及诊断方面有其自身特点。在进行诊断时应注意患者的免疫功能状态，$CD4^+T$ 淋巴细胞计数较高患者的表现与普通结核病患者类似，而 $CD4^+T$ 淋巴细胞计数低的患者常表现为肺外结核病。肺结核的诊断以病原学（包括细菌学、分子生物学）检查为主，可结合流行病史、临床表现、胸部影像学、相关的辅助检查及鉴别诊断等，进行综合分析。儿童肺结核的诊断，除痰液病原学检查外，还要重视胃液病原学检查。

五、结核病的治疗

（一）基本原则

艾滋病患者结核病的治疗原则与非艾滋病患者相同，但应注意抗结核药物使用时与抗病毒药物之间的相互作用（详见第十三章）。

（二）治疗药物

异烟肼（H）、利福平（R）、利福喷丁、利福布丁(LB)、乙胺丁醇（E）、吡嗪酰胺（Z），根据情况也可选用对氨基水杨酸钠（PAS）、阿米卡星（A）、喹诺酮类抗菌药物及链霉素（S）等。

1. 药物剂量及主要不良反应

抗结核药物剂量及主要不良反应见表 11-1-1。

表 11-1-1　抗结核药物剂量及主要不良反应

药物	剂量			主要不良反应
	成人（g）		儿童 (mg/kg)	
	体重＜50 kg	体重≥50 kg		
异烟肼	0.3	0.3	10～15	肝毒性、末梢神经炎
链霉素	0.75	0.75	20～30	听力障碍、肾功能障碍、过敏反应
利福平	0.45	0.6	10～20	肝毒性、胃肠道反应、过敏反应
乙胺丁醇	0.75	1	—	视力障碍、视野改变
对氨基水杨酸钠	8	8	150～250	肝毒性、胃肠道反应、过敏反应
吡嗪酰胺	1.5	1.5	30～40	肝毒性、胃肠道反应、高尿酸血症
利福布丁	0.3	0.3	5	皮疹、胃肠道反应、中性粒细胞减少

注："—"表示不推荐用于 13 岁以下儿童。

2. 常用方案

常用方案为 2HRZE/4HR。对抗结核治疗的反应延迟（即在抗结核治疗 2 个月后仍有结核病相关临床表现或者结核分枝杆菌培养仍为阳性）、骨和关节结核病患者，抗结核治疗疗程应延长至 9 个月。中枢神经系统结核患者，疗程应延长至 9～12 月。

3. 注意事项

需要注意药物的不良反应、服药依从性以及抗病毒药物和抗结核药物之间的相互作用。

4. ART 治疗时机

所有 HIV 合并结核病感染者均应进行 ART，$CD4^+T$ 淋巴细胞计数<50 个/μl 者应于开始抗结核病 2 周内进行 ART，其他患者开始抗结核病 8~12 周后进行 ART。已经开始 ART 的结核病患者应立即进行抗结核病治疗。目前对结核性脑膜炎患者开始 ART 的时间把握经验不足，尤其 $CD4^+T$ 淋巴细胞低者更要慎重抉择，可适当推迟到抗结核治疗后 4~6 周开始。HIV 感染孕妇合并活动性结核病，为了母亲健康和阻断 HIV 母婴传播，ART 也应尽早进行。如合并耐药结核病［包括耐多药结核病（MDR-TB）或广泛耐药结核病（XDR-TB)]，在使用二线抗结核药物后 2~4 周内开始 ART。对于合并活动性结核病的儿童，无论 $CD4^+T$ 淋巴细胞水平多少均建议在抗结核后 8 周内尽早启动 ART。

六、预防

HIV 感染合并 LTBI 未接受 ART 者每年 LTBI 复燃率为 3%~16%，而正常人终生复燃率小于 5%。此外，HIV 感染者治疗 LTBI 可减少 62% 的结核病发病率，降低 26% 的病死率。因此，及时发现和早期治疗 LTBI 对于结核病的预防非常重要。建议对 HIV 感染者 ART 前常规行 LTBI 筛查（TST 或 IGRA），对高危暴露者每年例行筛查。由于费用高和操作不便，不建议用 TST 和 IGRA 联合筛查 LTBI。如患者结核潜伏感染相关检测结果为阳性，可用以下方案进行干预：

优选方案：异烟肼 300 mg，1 次/天，口服，共 9 月；或异烟肼，2 次/周，每次 900 mg，口服，共用 9 月。联合使用维生素 B_6 可减少周围神经炎发生（25 mg/d，口服，用至预防用药疗程结束）。

替代方案：利福平 600 mg，1 次/天，口服，连用 4 月；或口服利福布丁，连用 4 个月（剂量依据 HAART 用药不同而具体调整）。

在进行预防性化疗之前应注意排除活动性结核病的可能。

第三节　非结核分枝杆菌感染

非结核分枝杆菌（nontuberculous mycobacteria，NTM）是分枝杆菌属内除结核分枝杆菌（MTB）复合群和麻风分枝杆菌以外的其他分枝杆菌。NTM 可以侵犯人体肺、淋巴结、骨骼、关节、皮肤和软组织等组织器官，并可引起全身播散。

一、流行病学

人可从环境中感染 NTM 而致病，水和土壤是重要的传播途径。传播方式为吸入、摄取或通过呼吸道或胃肠道感染。

我国 NTM 感染呈明显上升的态势，NTM 分离率从 1990 年的 4.9% 升至 2000 年的 11.1%，2010 年为 22.9%。

NTM病以肺病居多,尤其是分枝杆菌MAC肺病占95%以上。其次为快速生长的偶然分枝杆菌和龟分枝杆菌肺病,全身性NTM播散型者也有存在。MAC疾病通常发生在$CD4^+$T淋巴细胞计数<50个/μl的患者中。没有抗逆转录病毒治疗的情况下,艾滋病进展期患者中播散性MAC疾病的发生率为20%~40%。采用ART以来,艾滋病病毒感染者中播散性MAC疾病的总发病率下降了10倍以上。除了$CD4^+$T淋巴细胞计数<50个/μl以外,高HIV RNA水平(>100000 CPs/ml)也会增加MAC易感性。

二、AIDS合并NTM的临床表现

NTM病的全身中毒症状和局部损害表现与结核病相似,主要侵犯肺脏。NTM病因感染菌种和受累组织不同,其临床表现各异。

(一)NTM肺病

临床症状常不典型,与肺结核表现相似,如咳嗽、咯痰、发热、盗汗、消瘦、咯血等,也可无任何临床表现。

(二)NTM淋巴结病

NTM淋巴结病多见于儿童。主要菌种为MAC、嗜血分枝杆菌。儿童NTM淋巴结病以1~5岁最多见,10岁以上少见,累及部位最多的是上颈部和下颌下淋巴结,耳部、腹股沟和腋下淋巴结也可受累,单侧多见,双侧少见。大多数患者无全身症状和体征,仅有局部淋巴结受累的表现,无或有轻度压痛,可迅速软化、破溃,形成慢性窦道。分枝杆菌抗原皮肤试验对儿童淋巴结病的诊断具有重要价值，多数NTM淋巴结病患儿的结核菌素试验结果呈弱阳性，而NTM抗原试验为强阳性。

（三）播散性 NTM 病

播散性 NTM 病主要见于免疫功能受损患者，$CD4^+ T$淋巴细胞计数<10 个/μl 的 HIV 感染者中约 40％可发生播散性 NTM 病，HIV 感染合并播散性 NTM 病的患者平均$CD4^+ T$ 淋巴细胞<25 个/μl。主要菌种有 MAC、堪萨斯分枝杆菌、脓肿分枝杆菌、嗜血分枝杆菌、瘰疬分枝杆菌和戈登分枝杆菌，次要菌种有偶发分枝杆菌、蟾分枝杆菌、龟分枝杆菌、海分枝杆菌、猿分枝杆菌、玛尔摩分枝杆菌、隐藏分枝杆菌和日内瓦分枝杆菌等。播散性 NTM 病可有淋巴结病、骨病、肝病、胃肠道疾病、心内膜炎、心包炎和脑膜炎等，其临床表现多种多样，与其他感染不易区别。最常见的症状为不明原因、持续性或间歇性发热，多有进行性的体重减轻、夜间盗汗；胃肠道症状有轻度腹痛甚至持续性腹痛，不易缓解的腹泻和消化不良等；不少患者可有腹部压痛及肝脾肿大等体征，部分患者可有皮下多发性结节或脓肿。

三、AIDS 合并 NTM 的影像学表现

（一）NTM 肺病

胸部影像表现复杂多样，病变可累及多个肺叶，多见于两肺中下叶，且多为双侧发病。可表现为浸润、空洞、结节、纤维干酪和广泛纤维收缩等多种病变，空洞发生率高达

80%，呈单发或多发，壁薄，周围渗出少；最常见的表现为纵隔和肺门淋巴结肿大；胸腔积液和支气管播散灶少见。MAC引起的空洞多位于胸膜下，常合并支气管扩张、胸膜增厚等。

（二）NTM淋巴结病

颈部增强CT显示，非对称性肿大的淋巴结中央密度减低，边缘强化，其周围组织炎症反应较轻。

（三）播散性NTM病

具有相应组织器官疾病的影像学特征。

四、NTM的实验室诊断方法

NTM肺病的实验室诊断方法包括涂片、培养和分子生物学技术等。涂片可鉴定出分枝杆菌，但不能鉴别MTB和NTM；培养，耗时较长；分子生物学技术包括DNA测序技术、DNA探针技术、基因芯片技术、线性探针等，对诊断有较高的特异性。

五、AIDS合并NTM的诊断

确诊的播散性MAC疾病的诊断基于相应的临床症状和体征，以及从血液、淋巴结、骨髓或其他正常无菌组织或体液培养物中分离出MAC或其他NTM。应使用特定的DNA探针进行物种鉴定、高效液相色谱或生化测试。其他辅助检查提供的诊断依据包括：抗酸杆菌涂片和粪便或组织活检材料培养、放射成像或来自局灶感染部位的微生物分离等。

六、AIDS 合并 NTM 的治疗

治疗前进行药物敏感试验仍十分重要，不同 NTM 病的用药种类和疗程可有所不同，不建议对疑似 NTM 肺病患者进行试验性治疗。

MAC 感染治疗的首选方案：采取联合治疗，克拉霉素 500 毫克/次（或阿奇霉素 500 mg/d），2 次/天。乙胺丁醇 15 mg/（kg·d），利福布丁 300~600 mg/d。严重感染及严重免疫抑制（$CD4^+$ T 淋巴细胞计数<50 个/μl）患者可加用阿米卡星 [10 mg/（kg·d）] 肌内注射，1 次/天，或喹诺酮类抗菌药物如左氧氟沙星或莫西沙星，疗程至少 12 月。

七、抗病毒治疗时机

在抗 MAC 治疗开始 2 周后尽快启动 HAART。

八、预防

$CD4^+$ T 淋巴细胞计数<50 个/μl 的艾滋病患者需要给予预防性治疗，方案是克拉霉素 500 毫克/次，2 次/天；或阿奇霉素，1200 毫克/周。如果患者不能耐受克拉霉素和阿奇霉素，可以选择利福布丁进行预防治疗，常规剂量为 300 mg，1 次/天。如患者经 HAART 使 $CD4^+$ T 淋巴细胞计数增加到>100 个/μl 并持续≥3 个月，可停止预防用药。一旦患者 $CD4^+$ T 淋巴细胞计数<50 个/μl，就应再次给予预防性治疗。

第四节 巨细胞病毒感染

巨细胞病毒（CMV）是疱疹病毒家族的一种双链 DNA 病毒。CMV 感染是艾滋病患者最常见的疱疹病毒感染，可分为 CMV 血症和器官受累的 CMV 病。

一、流行病学

CMV 感染多为既往感染后复燃，也可有新发感染。本病主要通过先天性感染（宫内感染），获得性感染（围生期感染），乳汁传播，接触排毒者的唾液、尿、眼、泪等，输血或器官移植，性交传播。

HIV/AIDS 的 CMV 感染症状与免疫状态严重相关。合并 CMV 感染器官损害的高危因素包括：$CD4^+$ T 淋巴细胞计数<50 个/μl，未进行抗逆转录病毒治疗或 ART 失败，曾患其他机会性感染，高 CMV 病毒血症，高 HIV 病毒载量（>10000 CPs/ml）。

应用 ART 前，约有 30％的艾滋病患者合并有 CMV 视网膜炎，这是导致终末期艾滋病患者失明的主要原因。ART 的出现使其发病率明显降低，病情进展速度减慢，病死率明显下降。

二、临床表现

（一）视网膜炎

最常见，早期症状不明显，典型的症状包括飞蚊症、漂浮物、盲点或外周视野缺损。CMV 视网膜炎可导致视网膜全层的坏死性改变。典型镜下表现为"番茄酱样"改变。

（二）外周视网膜炎

飞蚊症、盲点、视野缺失。

（三）中央视网膜/视觉神经受损

视力下降、中央视野缺失。

（四）结肠炎

发病率为 $5\%\sim10\%$，典型临床表现：发热、厌食、体重下降；腹部疼痛、严重腹泻、萎靡不振。内镜下可发现黏膜溃疡，直肠、结肠活检发现核内包涵体和胞浆内包涵体。严重并发症：大面积黏膜出血和穿孔。

（五）食管炎

CMV 食管炎发病率低，为 $5\%\sim10\%$，主要表现为吞咽痛，恶心，中上腹、胸骨后不适，发热。内镜下可发现食管末梢大面积大块浅表溃疡，活检发现内皮细胞核内包涵体，伴随溃疡边缘炎性反应。

（六）局限性肺炎

少见，临床表现为发热、咳嗽、呼吸困难。支气管肺泡灌洗液常可检测出 CMV，但通常认为是非致病原。

（七）神经性疾病

临床表现多样，可出现痴呆、脑室脑炎、多发性神经根脊髓病，极少出现头痛的症状，预后差。

三、CMV 的检测方法

目前对于 CMV 的检测有外周血 CMV DNA 检测、血清抗 CMV IgM 检测、病毒培养及组织活检等方法。

（一）外周血 CMV DNA 检测

外周血 CMV DNA 检测阳性不能作为诊断依据，阴性结果也不能除外，但脑脊液、玻璃体、房水中 CMV DNA 阳性者可作为诊断依据。

（二）血清抗 CMV IgM 抗体

血清抗 CMV IgM 抗体阳性表明近期感染，CMV IgM/IgG 阴性则可排除 CMV 感染。

（三）病毒培养及组织活检

病毒培养及组织活检为诊断 CMV 病的金标准，但病毒培养临床少用。

（四）眼底检查

眼底检查发现 CMV 视网膜炎的主要手段,有经验的眼科医师的确诊率可达 95％ 以上。其次,可检测房水或玻璃体内的 CMV DNA,但应除外单纯疱疹病毒、水痘－带状疱疹病毒及弓形虫等其他病原体的感染。

四、CMV 感染的诊断

（一）CMV 结肠炎和食管炎

CMV 感染的诊断需结合患者临床表现,确诊主要依据病理检查。典型的病理改变是结肠/食管黏膜溃疡,可见胞浆/胞核内包涵体及溃疡周围炎性反应。包涵体可为多个、少量或孤立存在。组织活检标本或细胞刷标本的 CMV 培养阳性不能作为诊断依据。

（二）CMV 肺炎

诊断困难,需要典型的临床表现、影像学表现、肺组织或细胞学检查可见含 CMV 的包涵体,并能排除其他病原体感染。

（三）CMV 神经系统感染

脑活检、脑脊液病毒分离、病毒培养是最有意义的检查手段,其次是用 PCR 方法检测脑脊液中的 CMV DNA,敏感性可达 95％,特异性可达 85％。

五、治疗

更昔洛韦 5～7.5 mg/kg，静脉滴注，每 12 h 1 次，14～21 d；然后以 5 mg/（kg·d）序贯维持治疗。也可使用膦甲酸钠 180 mg/（kg·d），分 2～3 次用（静脉应用需水化），2～3 周后改为 90 mg/(kg·d)，静脉滴注，1 次/天。病情危重或单一药物治疗无效时可二者联用。CMV 视网膜炎可球后注射更昔洛韦。

第五节　单纯疱疹病毒和水痘-带状疱疹病毒感染

一、单纯疱疹病毒感染

单纯疱疹病毒（HSV）包括 HSV-1（60%）和 HSV-2（70%）。多数感染临床症状不明显。HSV-1 通过黏膜直接接触传播，可在口周引起瘙痒性水疱；HSV-2 通过性传播，引起疱疹样损伤。若病变持续 4 周以上，属于艾滋病相关性疾病。大多数人的生殖器疱疹为中等程度和不典型病变，体检有时难以诊断。HSV-1 与 HSV-2 很难区分，但是 HSV-1 较少复发。

（一）单纯疱疹病毒感染的临床表现

1. 口部疱疹（HSV-1）

初为丘疹，局部感觉痛/痒（前驱症状），接着丘疹进展成小囊泡，然后是溃疡和结痂。自然病程 5~10 d。

2. 生殖器疱疹（HSV—2）

前驱症状和病变类似唇部病变。黏膜病变通常表现为排尿困难，阴道或尿道分泌物伴随腹股沟淋巴结肿大。大面积，溃疡深，难治愈，$CD4^+$ T 淋巴细胞计数<100 个/μl 者多见。

3. 非黏膜 HSV 感染

非黏膜 HSV 感染可引起 HSV 角膜炎、HSV 脑炎、HSV 肝炎、疱疹性甲沟炎和 HSV 视网膜炎。包括急性视网膜坏死，短期内可导致失明。

（二）单纯疱疹病毒感染的诊断

依据临床表现常可明确诊断。如不能确诊，进行 PCR HSV DNA 检测、HSV 血清学检测；在生殖器病变中检测到的病毒应该被分类，因为生殖器部位的 HSV－1 比 HSV－2 复发概率要低。

（三）单纯疱疹病毒感染的治疗

1. 口部疱疹（HSV—1）

阿昔洛韦 400 mg，3 次/天，口服，泛昔洛韦 500 mg，2 次/天，口服，疗程 5~10 d。

2. 生殖器疱疹（HSV—2）

阿昔洛韦 400 mg，3 次/天，口服，泛昔洛韦 500 mg，2 次/天，口服，疗程 5~14d。

3. 重型黏膜单纯疱疹

阿昔洛韦 5 mg/kg，每 8 h 1 次，静脉滴注，待黏膜损伤开始愈合后改阿昔洛韦 400 mg，3 次/天，口服，伤口完全愈合后停药。

4. 阿昔洛韦耐药的单纯疱疹

膦甲酸钠 80～20 mg/kg 治疗（分 3 次给药），直到治愈。

二、水痘－带状疱疹病毒感染

病原体为水痘－带状疱疹病毒（Varicella-Zoster virus）。HIV 感染者发病的危险较正常人增加 15 倍以上，多数见于 $CD4^+T$ 淋巴细胞计数<200 个/μl 者。抗病毒治疗不能减少带状疱疹的发生，免疫重建过程中也可见到带状疱疹。

（一）水痘－带状疱疹病毒感染的临床表现

1. 剧烈疼痛

多为沿单侧神经分支分布的疱疹，破溃后形成结痂和溃疡。带状疱疹最常见的部位是胸部皮肤（40%～50%），其次是颅神经（20%～25%）、颈部（5%～20%）、腰部（15%）和骶部（5%）。

2. 主要并发症

疱疹后神经痛。

3. 带状疱疹播散性疾病

多数见于 $CD4^+T$ 淋巴细胞计数<200 个/μl。主要引起

的疾病包括：中枢神经系统疾病、中枢神经系统脉管炎、多灶性脑白质炎、脑室炎、脊髓炎和脊髓神经根炎、视觉神经炎、脑神经麻痹、灶性脑干损伤和无菌性脑膜炎。

（二）水痘—带状疱疹病毒感染的诊断

主要依据临床表现和病史进行诊断。

（三）水痘—带状疱疹病毒感染的治疗

1. 局部皮肤带状疱疹

泛昔洛韦 500 mg，3 次/天，口服。伐昔洛韦 1 g，3 次/天，口服，疗程 7~10 d。

2. 严重的皮肤黏膜病变

阿昔洛韦 10 mg/kg，每 8 h 1 次，静脉滴注，病情稳定后伐昔洛韦 1 g，3 次/天，口服，直到所有病变消失。

3. 急性视网膜坏死

阿昔洛韦 10 mg/kg，每 8 h 1 次，静脉滴注，病情稳定后伐昔洛韦 1 g，3 次/天，口服。

第六节　弓形虫脑病

刚地弓形虫引起的中枢神经系统感染，主要见于 CD4$^+$ T 淋巴细胞计数<200 个/μl 的患者，尤其 CD4$^+$ T 淋巴细胞计数<50 个/μl 时。弓形虫具有中枢神经系统亲和力，脑外器官感染罕见；AIDS 晚期，未进行预防或 ART，血

清学阳性的患者在 1 年中的发病率为 33%。目前弓形虫病的预后没有明显的改善，仍危及生命。

一、临床表现

典型临床表现：灶性脑病、癫痫（常为首发症状）、头痛、精神状态异常、意识模糊、昏迷、中枢神经系统异常、行动减弱、发热。播散性疾病罕见，可伴有视网膜脉络膜炎、肺炎或累及其他器官。

二、诊断

确诊依据临床表现、影像学检查和脑组织活检。头颅CT 呈单个或多个低密度病灶，增强扫描呈环状或结节样增强，周围一般有水肿带。MRI 表现为颅内多发长 T1 和长 T2 信号。正电子发射扫描（PET）检测有助于临床诊断。

三、治疗

1. 病原治疗

（1）首选：乙胺嘧啶（第 1 天 100 mg，口服，2 次/天，此后 50~75 mg/d 维持）联合磺胺嘧啶（1~1.5 g，口服，4 次/天）。

（2）替代治疗：SMZ－TMP（3 片，每日 3 次，口服）联合克林霉素（600 毫克/次，静脉给药，每 6 h 给药一次）或阿奇霉素（0.5 g/d）。疗程至少 6 周。

2. 对症治疗

降颅压、抗惊厥、抗癫痫等。

四、ART 时机

目前没有何时开始 ART 的明确建议。可以考虑在弓形虫病诊断后 2～3 周内开始接受抗逆转录病毒治疗，有资料表明这个治疗时机可以降低艾滋病患者的死亡率。

五、预防

对无弓形虫脑病病史但 $CD4^+T$ 淋巴细胞计数<200 个/μl（美国疾病预防控制中心规定 $CD4^+T$ 淋巴细胞计数<100 个/μl）且弓形虫 IgG 抗体阳性者，应给予预防用药，一般采用 SMZ-TMP，2 片/次，1 次/天。对既往患过弓形虫脑病者要长期用乙胺嘧啶（25～50 mg/d）联合磺胺嘧啶（2～4 g/d）预防，直至 $CD4^+T$ 淋巴细胞计数增加到>200 个/μl 并持续≥6 月。一旦 $CD4^+T$ 淋巴细胞计数下降到<200 个/μl，需重新开始预防用药。

第七节 真菌感染

一、黏膜念珠菌感染

多发生于 $CD4^+T$ 淋巴细胞<200 个/μl 的 HIV 感染者，绝大多数为白色念珠菌病，阴道念珠菌病与 HIV 感染状态无关，抗病毒治疗可显著降低口腔/食管和顽固性念珠菌病的发病率。

（一）临床表现

1．口咽部念珠菌病

口咽部念珠菌病主要表现有以下 2 种。

（1）伪膜念珠菌病：可有口腔、口咽部黏膜或舌头的无痛、白色脂类斑块，容易被刮下；

（2）红斑念珠菌病：可见口腔前部、后部、上颚成片红斑，无白色斑块。

2．食管念珠菌病

胸骨后灼痛或感觉不适和吞咽困难；内镜检查显示白色斑块伴随或不伴随黏膜溃疡。内镜检查发现食管损伤和检出典型念珠菌酵母（组织活检/真菌培养）。

（二）诊断

临床表现结合微生物和内镜检查可明确诊断。

（三）抗真菌治疗

1．口腔念珠菌感染

首选制霉菌素局部涂抹加碳酸氢钠漱口水漱口，疗效欠佳时选用口服氟康唑 100～200 mg/d，共 7～14 d。

2．食道念珠菌感染

氟康唑 100～400 mg/d，口服，不能耐受口服者静脉注射氟康唑 100～400 mg/d 进行治疗，疗程为 14～21 d。或者伊曲康唑 200 mg，1 次/天，或伏立康唑 200 mg，2 次/天，口服，共 14～21 d。

（四）HAART 时机

对于合并口腔真菌感染的患者应尽快进行 HAART，可在抗真菌感染的同时进行 HAART。

二、隐球菌感染

绝大多数为新型隐球菌和格特隐球菌。多数 $CD4^+$ T 淋巴细胞计数<100 个/μl。除了肺部外，主要发生在中枢神经系统，可累及任何器官。艾滋病合并隐球菌脑膜炎的预后差，在发达国家病死率高达 10%～30%。

（一）流行病学

隐球菌性脑膜炎既可发生于艾滋病患者和其他免疫低下人群，也可发生于免疫正常者。多见于 $CD4^+$ T 淋巴细胞计数<50 个/μl 者。它是艾滋病患者主要的机会性感染和常见的死亡原因之一。随着 HIV 感染的流行，隐球菌病发病率呈显著增加趋势，6%～10% 的艾滋病患者会合并隐球菌感染和隐球菌脑膜炎。HAART 广泛应用后其发生率明显下降。

（二）临床表现

1. 亚急性脑膜炎或脑炎

最常见的临床表现有发热、萎靡不振、头痛，20%～35% 患者出现典型脑膜炎症状。与非 HIV 感染和艾滋病患者的隐球菌脑膜炎相比，HIV 感染者隐球菌性脑膜炎的临

床症状无明显差异，但艾滋病患者症状持续时间较非 HIV
感染者长，且更不典型。

2. 肺部感染

不典型肺炎，干咳，胸痛，呼吸困难，胸部 X 线片
异常。

3. 播散性隐球菌病

原发部位的隐球菌可经血液播散到全身各器官，除了侵
犯中枢神经系统外，几乎可累及全身其他器官如肺、肾、
心、肝、骨骼及皮肤等部位。

4. 皮肤损伤

疱疹、瘤、溃疡、浸润斑块。

（三）诊断

1. 微生物学鉴定

微生物学鉴定包括脑脊液、支气管肺泡灌洗液涂片、培
养检查。

2. 免疫学诊断

隐球菌荚膜抗原的检测有多种方法，常用乳胶凝集试验
（latex agglutination test，LA），标本包括脑脊液、血清、
支气管肺泡灌洗液等。其敏感度和特异度均高于墨汁染色和
真菌培养，99％中枢神经系统隐球菌感染者为阳性，90％非
中枢神经系统（肺、肾）隐球菌感染者为阳性。

3. 组织病理学

病变组织中发现隐球菌成分是诊断的金标准。

（四）治疗

1. 隐球菌脑膜炎

（1）病原治疗：分诱导期、巩固期、维持期三个阶段进行治疗。

①诱导期。经典治疗方案：两性霉素 B＋5－氟胞嘧啶。两性霉素 B 从 $0.02\sim0.1$ mg/（kg·d）开始，逐渐增加剂量至 $0.5\sim0.7$ mg/（kg·d）；联合 5－氟胞嘧啶，肾功能正常的患者 100 mg/（kg·d），每天分 4 次服用，疗程至少 2 周。两性霉素 B 不良反应较多，需严密观察。两性霉素 B 脂质体疗效和两性霉素 B 疗效相当，而脂质体肾毒性更小；两性霉素 B 脂质体 3 mg/（kg·d）和 6 mg/（kg·d）疗效相似，但 3 mg/（kg·d）肾毒性小。某些情况下可以使用两性霉素 B 0.7 mg/（kg·d）＋氟康唑 800 mg/d，疗效不如两性霉素 B＋5－氟胞嘧啶。诱导期治疗至少 4 周（2016年版美国《成人和青少年人类免疫缺陷和病毒感染者机会性感染防治指南》推荐至少 2 周）。

诱导期替代方案：氟康唑 $600\sim800$ mg，1 次/天，联合 5－氟胞嘧啶 100 mg/（kg·d），每天分 4 次服。

②巩固期。在主要临床症状改善、脑脊液培养转阴至少 4 周后，改为氟康唑（$600\sim800$ mg/d）进行巩固期治疗，巩固治疗期至少 6 周。

③维持期。氟康唑（200 mg/d）进行维持治疗，维持期至少 1 年；持续至患者通过抗病毒治疗后 $CD4^{+}T$ 淋巴细胞计数＞100 个/μl，并持续≥6 个月时可停药。

（2）降颅压治疗：颅内压增高者需要积极降压治疗，常采用 20％甘露醇脱水、腰穿引流、腰大池置管引流等。

（3）ART 时机：有争议。《中国艾滋病诊疗指南（2018版）》推荐正规抗隐球菌治疗后 4～6 周启动 HAART 为宜，2016 年版美国《成人和青少年人类免疫缺陷和病毒感染者机会性感染防治指南》推荐最好 10 周后抗病毒。注意观察 IRIS，注意唑类抗真菌药物和 HAART 之间的相互作用。

2. 肺隐球菌病

（1）轻－中度感染。氟康唑，400 mg/d 口服或静脉滴注，疗程 12 个月，如抗病毒治疗后 $CD4^+$ T 淋巴细胞计数＞100 个/μl，治疗 1 年后停止氟康唑维持治疗。

（2）重度和播散性感染。和隐球菌脑膜炎的治疗相同。

（3）ART 时机。一般建议正规抗隐球菌治疗 2 周内进行。

三、马尔尼菲篮状菌病

病原菌为马尔尼菲篮状菌，既往也称马尔尼菲青霉菌。泰国北部、越南及中国南部（广西壮族自治区）流行。多见于 $CD4^+$ T 淋巴细胞计数＜100 个/μl 者。

（一）临床表现

典型临床表现有发热、贫血、体重下降。也可伴有全身疱疹，疱疹中央凹陷。肝脏马尔尼菲篮状菌病主要表现为发热、腹部疼痛、肝大、血清碱性磷酸酶升高等。

（二）诊断

（1）血液或其他临床标本、活检组织分离出马尔尼菲篮状菌。

（2）皮肤碎屑、骨髓涂片、淋巴结针吸涂片做瑞氏染色，可能有助于早期发现病原菌。

（三）治疗

1. 首选抗真菌治疗方案

两性霉素 B 脂质体 3～4 mg/（kg·d）或两性霉素 B 0.5～0.7 mg/（kg·d），静脉滴注 2 周。然后改为伊曲康唑 200 mg，2 次/天，口服 10 周。

2. 轻型感染的治疗

伊曲康唑 200 mg，2 次/天，口服 8 周，伊曲康唑 200 mg，1 次/天，口服至 CD4[+] T 淋巴细胞计数＞100 个/μl，且持续 6 月。

3. 替代方案

（1）诱导期，伏立康唑 6 mg/（kg·d），每 12 h 1 次，静脉滴注 1 d，然后改为 4 mg/（kg·d），每 12 h 1 次，静脉滴注至少 3 d；巩固期，伊曲康唑 200 mg，2 次/天，口服不超过 12 周。

（2）伏立康唑 400 mg，每 12 h 1 次，然后改为 200 mg，每 12 h 1 次，口服 12 周。

（四）预防

口服伊曲康唑 200 mg，1 次/天，持续至患者通过抗病毒治疗后 CD4[+] T 淋巴细胞计数＞100 个/μl，并持续至少 6 月后可停药。一旦 CD4[+] T 淋巴细胞计数＜100 个/μl，需要再次给予预防性治疗。

（五）ART 时机

没有明确建议。对于 $CD4^+$ T 淋巴细胞计数 $\leqslant 50$ 个$/\mu l$ 的马尔尼菲篮状菌病患者，可以考虑在抗真菌治疗开始后尽快 ART。对 $CD4^+$ T 淋巴细胞计数 >50 个$/\mu l$ 的巴尔尼菲篮状菌病患者，可考虑抗真菌治疗诱导期 2 周后延迟 ART。

参考文献

1. 中华医学会感染病学分会艾滋病丙型肝炎学组 中国疾病预防控制中心. 中国艾滋病诊疗指南（2018 版）[J]. 中华内科杂志，2018，57（12）：867-884.

2. Panel on Opportunistic Infections in HIV-Infected Adults and Adolescents. Guidelines for the prevention and treatment of opportunistic infections in HIV-infected adults and adolescents：recommendations from the Centers for Disease Control and Prevention，the National Institutes of Health，and the HIV Medicine Association of the Infectious Diseases Society of America. （2018-11-20）. http：//aidsinfo. nih. gov/contentfiles/lvguidelines/adult _ oi. pdf.

3. 中华医学会感染病学分会 . 隐球菌性脑膜炎诊治专家共识 [J] . 中华传染病杂志，2018，36（4）：193-199.

4. 中华人民共和国国家卫生和计划生育委员会 . 肺结核诊断（WS 288-2017）[M/OL]. （2018-10-14）[2017-11-09]. http：//www. nhfpcgovcn/ewebeditor/uploadfile/2017/11/20171128164254246 pdf. 2017.

5. 中华人民共和国国家卫生和计划生育委员会 . 结核病分类

（WS196－2017）［M/OL］.（2018－10－14）［2017－11－09］.
http：//www. nhfpcgovcn/ewebeditor/uploadfile/2017/12/20171212
154717348pdf. 2017.

6. 中华医学会感染病学分会艾滋病学组，中华医学会热带病与寄生虫
学分会艾滋病学组 . HIV 合并结核分枝杆菌感染诊治专家共识
［J］. 中华临床感染病杂志，2017，10（2）：81－90.

7. 黄葵，李勇 . AIDS 合并非结核分枝杆菌肺病的诊治进展［J］. 传染
病信息，2017，30（2）：118－121.

8. 中华医学会结核病学分会《中华结核和呼吸杂志》编辑委员会 . 非
结核分枝杆菌病诊断与治疗专家共识［J］. 中华结核和呼吸杂志，
2012，35（8）：572－580.

第十二章

HIV 职业暴露的处理

　　HIV职业暴露是指医疗卫生人员、实验室技术人员、警察、监狱管理人员等因职业活动发生以下导致感染或可能感染艾滋病病毒的情况：被含有艾滋病病毒血液、体液污染的医疗器械及其他器具刺伤皮肤的；被艾滋病病毒感染者或患者的血液、体液污染了皮肤或者黏膜的；被携带艾滋病病毒的生物样本、废弃物污染了皮肤或者黏膜的；其他因职业活动发生或可能感染艾滋病的。

第一节　暴露危险度评估

　　确定具有传染性的暴露源包括血液、体液、精液和阴道分泌物。脑脊液、关节液、胸水（胸腔积液）、腹水（腹腔积液）、心包积液、羊水也具有传染性，但其引起感染的危险程度尚不明确。粪便、鼻分泌物、唾液、痰液、汗液、泪液、尿液及呕吐物通常认为不具有传染性。

一、暴露源危险度的分级

　　1. 低传染性

　　病毒载量水平低、无症状、高 $CD4^+T$ 淋巴细胞水平。

　　2. 高传染性

　　病毒载量水平高、AIDS 晚期、原发 HIV 感染、低 $CD4^+T$ 淋巴细胞水平。

　　3. 暴露源情况不明

　　暴露源所处的病程阶段不明、暴露源是否为 HIV 感染，以及污染的器械或物品所带的病毒载量不明。

二、暴露途径及其危险度

发生职业暴露的途径包括：暴露源损伤皮肤（刺伤或割伤等）和暴露源沾染不完整皮肤或黏膜。如暴露源为 HIV 感染者的血液，那么经皮肤损伤暴露感染 HIV 的危险性为 0.3％，经黏膜暴露为 0.09％，经不完整皮肤暴露的危险度尚不明确，一般认为比黏膜暴露低。高危险度暴露因素包括：暴露量大、污染器械直接刺破血管、组织损伤深。

三、暴露程度分级

1. 一级暴露

暴露源为体液或者含有体液、血液的医疗器械、物品；暴露类型为暴露源沾染了不完整的皮肤或黏膜，但暴露量小且暴露时间较短。

2. 二级暴露

暴露源为体液或者含有体液、血液的医疗器械、物品；暴露类型为暴露源沾染了不完整的皮肤或黏膜，暴露量大且暴露时间较长；或暴露类型为暴露源刺伤或割伤皮肤，但损伤程度较轻，为表皮肤擦伤或针刺伤（非大型空心针或深部穿刺针）。

3. 三级暴露

暴露源为体液或含有体液、血液的医疗器械、物品；暴露类型为暴露源刺伤或割伤皮肤，但损伤程度较重，为深部伤口或割伤物有明显可视的血液。

第二节 预防职业暴露的措施

预防职业暴露可采取以下措施：

（1）进行可能接触患者血液、体液的诊疗和护理工作时，必须佩戴手套；

（2）在进行有可能发生血液、体液飞溅的诊疗和护理操作过程中，医务人员除需佩戴手套和口罩外，还应带防护眼镜；当有可能发生血液、体液大面积飞溅，有污染操作者身体的可能时，还应穿上具有防渗透性能的隔离服；

（3）医务人员在进行接触患者血液、体液的诊疗和护理操作时，若手部皮肤存在破损时，必须戴双层手套；

（4）使用后的锐器应当直接放入不能刺穿的利器盒内进行安全处置；抽血时建议使用真空采血器，并应用蝶型采血针；禁止对使用后的一次性针头复帽；禁止用手直接接触使用过的针头、刀片等锐器；

（5）公安人员在工作中注意做好自身防护避免被暴露。

第三节 HIV 职业暴露后的局部处理原则

HIV 职业暴露后的局部处理原则如下：

（1）用肥皂液和流动的清水清洗被污染局部；

（2）污染眼部等黏膜时，应用大量等渗氯化钠溶液反复对黏膜进行冲洗；

（3）存在伤口时，应轻柔地由近心端向远心端挤压伤处，尽可能挤出损伤处的血液，再用肥皂液和流动的清水冲洗伤口；

（4）用 75％酒精或 0.5％ 碘伏对伤口局部进行消毒、包扎处理。

第四节　HIV 职业暴露预防治疗

一、适应证

当 HIV 感染状态不明或暴露源不明时，一级暴露后通常不进行预防用药；HIV 感染状态不明时，二级或三级暴露后通常不进行预防用药；暴露源不明时，通常不进行预防用药；如暴露源来源于 HIV 高危者则采取预防用药；对于有可能暴露于 HIV 感染者时采取预防用药。

二、开始治疗的时间及疗程

在发生 HIV 暴露后尽可能在最短的时间内（尽可能在 2 h内）进行预防性用药，最好不超过 24 h，但即使超过 24 h，也建议实施预防性用药。用药方案的疗程为连续服用 28 d。

三、治疗用药方案

首选推荐方案为 TDF/FTC ＋RAL 或其他 INSTIs。根据当地资源，如果 INSTIs 不能获得，可以使用 PIs 如

LPV/r 和 DRV/r。对合并肾脏功能下降者，可以使用 AZT/3TC。

第五节　HIV 职业暴露后的监测

发生 HIV 暴露后应立即、4 周、8 周、12 周和 6 月后检测 HIV 抗体。一般不推荐进行 HIV p24 抗原和 HIV RNA 测定。同时，对服用药物的毒性进行监控和处理，观察和记录艾滋病病毒感染的早期症状等。对于暴露者存在基础疾患、免疫功能低下、产生抗体延迟等特殊情况的，随访期可延长至 1 年。

第六节　HIV 职业暴露处理程序

医疗卫生人员、实验室技术人员、警察、监狱管理人员等在执业活动中发生艾滋病病毒职业暴露后，应当及时就近到医疗机构进行局部紧急处理，并在 1 h 内报告用人单位。用人单位应当在暴露发生后 2 h 内向辖区内的处置机构报告，并提供相关材料，配合处置工作。处置机构在接到用人单位报告后，应当立即组织人员开展感染危险性评估、咨询、预防性治疗和实验室检测工作，收集、保存接触暴露源的相关信息，填写"艾滋病病毒职业暴露个案登记表"和"艾滋病病毒职业暴露事件汇总表"，并将"艾滋病病毒职业暴露事件汇总表"上传至艾滋病综合防治信息系统。对存在艾滋病病毒职业暴露感染风险的暴露者，处置机构应当在发生暴露24 h内采集其血样，检测艾滋病病毒抗体，若抗体初筛检测阴性，需要在随访期内进行动态抗体监测；若抗体初筛检测阳性，进行抗体确证检测，若抗体确证为阳性，视为暴露前感染，将感染者转介到相关医疗卫生机构，按规定进行随访干预和抗病毒治疗。对于暴露源阳性，有"艾滋病病毒职业暴露个案登记表"，在暴露24 h内检测艾滋病病毒抗体为阴性，随访期内艾滋病病毒抗体阳转的暴露者，为艾滋病病毒职业暴露感染。对于暴露者在暴露前、后6个月内发生过易感染艾滋病病毒的行为，或者有线索显示暴露者感染的病毒不是来自本次职业暴露的，应当根据需要进行分子流行病学检测，并根据检测结果判定暴露感染者感染的病毒是否来自本次职业暴露。

参考文献

1. 国家卫生计生委办公厅. 职业暴露感染艾滋病病毒处理程序规定［S/OL］. 2019［2015-07-08］. http://www. nhc. gov. cn/jkj/S3585/

2. 中华医学会感染病学分会艾滋病丙型肝炎学组 中国疾病预防控制中心. 中国艾滋病诊疗指南（2018版）［J］. 中华内科杂志，2018，57（12）：867-884.

第十三章

抗逆转录病毒药物相互作用

药物相互作用是指一种药物因受联合应用的药物（西药、中药）、食物和饮料的影响，导致原有药物效应发生变化，该变化可能是效应强度的变化，也可能是其性质的变化，可以影响药物的疗效和安全性。药物相互作用可以是单向发生的，即一种药物仅影响另外一种药物，也可以是双向的，即两种药物相互影响，如 A 药物影响 B 药物，B 药物也影响 A 药物。

第一节　药物相互作用发生机制

药物相互作用按机制分两类，即药物学相互作用和药物代谢动力学相互作用。临床相关的药物相互作用通常发生在药物代谢动力学的吸收和代谢方面。目前对药物相互作用的认识和研究多限制在两种药物之间。只有少数情况下希望通过药物相互作用增加药物浓度，从而提高疗效，如抗逆转录病毒药物中蛋白酶抑制剂洛匹那韦/利托那韦（克力芝），两者都是细胞色素 P450（cytochrome P450，CYP450）异构体 CYP3A 抑制剂，其利用利托那韦增加洛匹那韦的血药浓度，在不影响疗效的前提下，降低洛匹那韦剂量，从而降低洛匹那韦的不良反应。但多数情况下，药物相互作用降低疗效，增加不良反应，甚至致死。影响抗逆转录病毒药物相互作用的机制主要为药物代谢动力学相互作用，本节将重点讨论药物的吸收和代谢。

改变胃肠道 pH 值和影响胃肠蠕动的药物，如质子泵抑制剂、H_2 受体拮抗剂、碱性药物、抗胆碱药物可以使胃肠道 pH 值升高，使得人体对在酸性环境下吸收的喹诺酮类、三唑类、四环素等药物的吸收减少；胃肠动力药，如多潘立酮、莫沙必利、甲氧氯普胺可使地高辛加速通过十二指肠和小肠，减少药物的吸收，而抗胆碱药物如阿托品则增加地高辛的吸收。另外，有的药物通过直接结合的方式影响药物吸收。

在药物代谢水平发生的药物相互作用很普遍也很复杂，细胞色素 P450 酶系统，特别是 CYP3A4 同工酶，是很多药物的氧化酶，该酶系统的抑制剂、诱导剂和/或底物的使用，可能会导致药物浓度的相应改变，类似的诱导和抑制原理也适用于其他的药物代谢酶。CYP 酶参与 90% 以上临床药物代谢，与药物代谢密切相关的 CYP 主要有 CYP1，CYP2，CYP3 基因家族，细胞色素 P450 酶系统与药物代谢的关系见表 13-1-1。

表 13-1-1　细胞色素 P450 酶系统与药物代谢的关系

CYP450	占肝脏 CYP 含量	主要功能	备注
CYP1A1	在肝脏含量较低	参与前致癌物的活化	—
CYP1A2	仅次于 CYP3A 和 CYP2C	参与前致癌物和毒物的活化	—
CYP2C	20%	代谢多种神经系统药物，如巴比妥类，苯二氮䓬类	与药物代谢相关，主要有 CYP2C9，CYP2C19
CYP2D6	20%	氧化代谢药物	酶活性从完全缺失到超快速代谢在体内有极大个体差异和种族差异
CYP2E1	7%	与肝毒性密切相关	具有重要毒理学意义

续表

CYP450	占肝脏 CYP 含量	主要功能	备注
CYP3A	50％	参与了 50％的药物经 CYP 的代谢	在药物相互作用中起重要作用

　　P-糖蛋白（P-gp）、乳腺癌耐药蛋白（BCRP）和有机阴离子转运多肽（OATPs）通过促进清除和减少细胞吸收药物，从而影响药物的生物利用度。研究发现，肝和胃肠道都存在 P-gp 和 CYP 酶，口服给药在被全身吸收前，CYP 酶和 P-gp 就有潜在的消除作用，这个过程叫首过代谢（first pass metabolism），某个药物通过抑制肠道 CYP 酶和 P-gp 可提高另外一种药物的生物利用度，全身吸收增加。

第二节　抗逆转录病毒药物与常见药物的相互作用

一、抗逆转录病毒药物与抗结核药物相互作用

　　齐多夫定和利福平同时应用，降低齐多夫定药-时曲线下面积（area under curve，AUC）（48％±34％），这将导致齐多夫定部分或完全失效，两者应避免同时使用。利福平通过诱导 UDP-葡萄糖醛酸转移酶（UGT）活性，轻微降低阿巴卡韦血药浓度。左氧氟沙星主要通过肾小球滤过和主动分泌被清除，体外数据显示左氧氟沙星抑制有机离子转运体 2（OCT2），可能导致拉米夫定血药浓度增加。替诺福韦

酯应避免同时与肾毒性药物，如氨基糖苷类药物同时应用，如不可避免同时应用，则每周密切监测肾功能。司他夫定和异烟肼联用可增加远端感觉神经病风险；司他夫定和阿米卡星联用，基于药代动力学不会发生药物相互作用，但是由于阿米卡星主要经肾小球滤过，具有肾毒性，两者联用应监测肾功能，司他夫定剂量应做相应调整。利福霉素为 CYP3A4 诱导剂，其诱导作用：利福平>利福喷丁>利福布丁。依非韦伦和利福平联用，可致依非韦伦血药浓度 C_{max} 和 AUC 分别下降 20％和 26％，推荐依非韦伦每天 600 mg，同时监测病毒学应答，有条件时可以监测依非韦伦血药浓度，利福平不需要进行剂量调整；依非韦伦和利福喷丁联用，需要监测依非韦伦血药浓度，必要时进行依非韦伦剂量调整；依非韦伦和利福布丁联用，降低利福布丁血药浓度 C_{max}、AUC 和 C_{min}（最低有效浓度）分别为 32％、38％和 45％，依非韦伦 C_{min} 降低 12％，而 C_{max} 和 AUC 没有变化，两者联用时调整利福布丁剂量并进行血药浓度监测；依非韦伦为 UGT1A1 诱导剂，而莫西沙星主要通过 UGT1A1 葡萄糖醛酸化代谢，两者联用有潜在降低莫西沙星血药浓度的风险，应监测治疗反应。奈韦拉平和利福平同时使用可降低奈韦拉平血药浓度，奈韦拉平 200 mg，每天 2 次，与历史对照相比，C_{max}、AUC 和 C_{min} 分别降低 50％、58％和 68％，可考虑使用利福布丁代替利福平，奈韦拉平和利福布丁两者联用，利福布丁血药浓度 C_{max}、AUC 和 C_{min} 分别增加 28％、17％和 7％，奈韦拉平血药浓度没有明显变化，因此，两者联用不需要调整剂量，但是由于个体差异，仍需密切监测。洛匹那韦和利福平联用，明显降低洛匹那韦血药浓度，如增加洛匹那韦剂量则增加肝毒性和胃肠道不良反应风险，两者应避免联用；洛匹那韦/利托那韦和利福喷丁联用，明显降低洛匹那韦/利托那韦血药浓度而影响治疗效果，两者应避免联合使用；洛匹那韦/利托那韦和利福布丁联用，对洛匹那韦/利托那韦血药浓度没有明显影响，然而明显增加利福布丁和其活性代谢物 $25-O-$ 去乙酰利福布丁浓度，毒性风险增加，因此，利福布丁应调整为 150mg，每周 3 次，但是要防止利福布丁血药浓度可能不足。达芦那韦/利托那韦和利福霉素联合使用，利福平明显降低达芦那韦血药浓度，研究表明每日达芦那韦/利托那韦 800/100 mg，1200/200 mg，联合口服利福平 600 mg，分别降低达芦那韦 AUC 57% 和26%，导致治疗失败，如增加达芦那韦剂量，则增加肝毒性风险，不建议联合使用；达芦那韦与利福喷丁联合使用降低达芦那韦血药浓度，不建议联用；早期健康受试者药代动力学研究显示，利福布丁与增强型蛋白酶抑制剂联合使用，导致利福喷丁和代谢物 $25-O-$ 去乙酰利福布丁浓度明显增加，推荐调整利福布丁为 150 mg，每周 3 次，以减少利福布丁的相关毒性，近期来自更多 HIV-TB 双感染，洛匹那韦/利托那韦或阿扎那韦/利托那韦与利福布丁（150 mg，每周 3 次），导致利福布丁血药浓度低于每日服 300 mg 利福布丁（未联合蛋白酶抑制剂）者，提示利福布丁浓度可能不足，鉴于此，美国 HIV 治疗指南建议与增强型蛋白酶抑制剂联合应用时，利福布丁推荐剂量 150 mg，每天 1 次。达芦那韦/考比司他与利福霉素存在药物相互作用，达芦那韦/考比司他禁忌与利福平和利福喷丁联用，因明显降低达芦那韦/考比司他血药浓度，导致治疗药物失效和可能耐药发生；

不推荐达芦那韦/考比司他与利福布丁联用，因明显降低考比司他血药浓度，从而降低增强型的达芦那韦血药浓度，联合达芦那韦/考比司他和利福布丁、利福布丁暴露与单药应用相比没有改变，但是 25-O-去乙酰利福布丁暴露增加，如 C_{max}、AUC 和 C_{min} 分别增加 384%、525% 和 394%，欧洲药品补充保护证书（Supplementary Protection Certificate）推荐如需达芦那韦/考比司他与利福布丁联用，利福布丁 150 mg，每周 3 次，固定日期（例如周一、周三、周五），美国处方信息推荐 150 mg，隔日 1 次，同时增加利福布丁不良反应监测，因为利福布丁暴露增加可导致中性粒细胞减少和葡萄膜炎。拉替拉韦经 UGT1A1 代谢，与 UGT1A1 强诱导剂，如利福平联合应用时降低拉替拉韦血药浓度，利福平与单剂量拉替拉韦 400 mg 联用，分别降低拉替拉韦 C_{max} 38%，AUC 40% 和 C_{min} 61%，如果两者不可避免需要联用时，成人拉替拉韦剂量加倍，18 岁以下联用没有数据支持。拉替拉韦（400 mg，每天 2 次）单用，拉替拉韦（400 mg，每天 2 次）+利福喷丁（900 mg，每周 1 次），拉替拉韦（400 mg，每天 2 次）+利福喷丁（600 mg，每天 1 次），每周使用利福喷丁分别增加拉替拉韦 C_{max} 89% 和 AUC 71%，然而 C_{min} 降低 12%，拉替拉韦联合利福喷丁每日使用，没有改变拉替拉韦 C_{max} 和 AUC，但是降低 C_{min} 41%，现有观察到每周 1 次利福喷丁给药增加拉替拉韦血药浓度似乎是安全的，但拉替拉韦治疗活动性结核的合适剂量的确定，还有待于进一步临床研究。多替拉韦与 UGT1A1 和 CYP3A 诱导剂利福平联用分别降低多替拉韦 C_{max} 43%、AUC 54% 和 C_{min} 72%，推荐多替拉韦 50 mg，每天 2 次，整合酶耐药者应避免联合使用。利福喷丁为 CYP3A4 诱导剂，利福喷丁与多替拉韦应谨慎联用，直到获得更多证据。捷扶康与利福平和利福喷丁禁忌联用，由于利福平和利福喷丁为 CYP3A4 诱导剂，可明显降低艾维雷韦和考比司他血药浓度，导致治疗失效和耐药发生；不推荐捷扶康与利福布丁联用，艾维雷韦/考比司他（150 mg/150 mg，每天 1 次）与利福布丁（300 mg 每天 1 次单药或 150 mg 隔日 1 次与艾维雷韦/考比司他联用）联合降低艾维雷韦 C_{min} 67%，利福布丁暴露与单药应用相比没有改变，但是 25－O－去乙酰利福布丁暴露增加 4.6~6.3 倍。欧洲 SPC 推荐，如需联用利福布丁，利福布丁 150 mg，每周 3 次，同时增加利福布丁不良反应监测，预防由于增加去乙酰化利福布丁暴露，导致的中性粒细胞减少和葡萄膜炎。捷扶康与阿米卡星和链霉素联合使用，没有药代动力学相互作用；阿米卡星和链霉素经肾小球滤过排泄，捷扶康与阿米卡星或链霉素联用，增加肾毒性风险，应避免联用，如不可避免联用，则必须每周监测肾功能，抗逆转录病毒药物与抗结核药物相互作用见表 13-2-1。

表 13-2-1 抗逆转录病毒药物与抗结核药物相互作用表

药物	异烟肼	利福平	利福喷丁	利福布丁	吡嗪酰胺	乙胺丁醇	链霉素	阿米卡星	左氧氟沙星	莫西沙星
齐多夫定	◇	◆	◇	◇	◇	◇	◇	◇	◇	◇
阿巴卡韦	◇	◆	◇	◇	◇	◇	◇	◇	◇	◇
拉米夫定	◇	◇	◇	◇	◇	◇	◇	◇	◆	◇
替诺福韦	◇	◇	◇	◇	◇	◇	◆	◆	◇	◇
恩曲他滨	◇	◇	◇	◇	◇	◇	◇	◇	◇	◇

续表

药物	异烟肼	利福平	利福喷丁	利福布丁	吡嗪酰胺	乙胺丁醇	链霉素	阿米卡星	左氧氟沙星	莫西沙星
司他夫定	◆	◈	◈	◈	◈	◈	◈	◆	◈	◈
依非韦伦	◈	◈	◈	◈	◈	◈	◈	◈	◈	◆
奈韦拉平	◈	◆	◈	◈	◈	◈	◈	◈	◈	◈
洛匹那韦	◈	◆	◈	◈	◈	◈	◈	◈	◈	◆
利托那韦	◈	◆	◈	◈	◈	◈	◈	◈	◈	◈
达芦那韦＋利托那韦	◈	◆	◆	◈	◈	◈	◈	◈	◈	◈
达芦那韦/考比司他	◈	◆	◆	◈	◈	◈	◈	◈	◈	◈
拉替拉韦	◈	◈	◈	◈	◈	◈	◈	◈	◈	◈
多替拉韦	◈	◈	◈	◈	◈	◈	◈	◈	◈	◈
捷扶康*	◈	◆	◆	◈	◈	◈	◈	◈	◈	◈

注：◇ 没有预期的相互作用，可以联合使用。

◈ 有潜在药物相互作用，联合使用需谨慎。

◆ 存在药物相互作用，避免联合使用。

*捷扶康为艾维雷韦/考比司他/恩曲他滨/丙酚替诺福韦（Elvitegravir/Cobi/FTC/TAF）复合制剂。

二、抗逆转录病毒药物与抗HCV药物相互作用

索磷布韦/维帕他韦为P－gp抑制剂，两者联用增加替诺福韦 AUC 30%～80%，因此联用时应监测替诺福韦不良反应。依非韦伦与奥比帕利和达塞布韦联用，因引起 ALT 升高导致研究终止，依非韦伦为酶诱导剂，降低奥比他韦、帕利瑞韦和利托那韦血药浓度，因此，依非韦伦与奥比帕利和达塞布韦禁止联用。依非韦伦禁止与择必达（艾尔巴韦和

格拉瑞韦）联用，因依非韦伦（600 mg，每天 1 次）分别降低艾尔巴韦（50 mg，每天 1 次）AUC，C_{max} 和 C_{24} 浓度 54%，45% 和 59%，依非韦伦（600 mg，每天 1 次）分别降低格拉瑞韦（200 mg，每天 1 次）AUC，C_{max} 和 C_{24} 浓度 87%，91% 和 69%，而依非韦伦的 AUC 无变化，C_{max} 增加 3%，C_{24} 降低 7%。不推荐丙通沙（索磷布韦/维帕他韦）与含依非韦伦的抗 HIV 方案联用，因依非韦伦可降低维帕他韦血药浓度，依非韦伦/恩曲他滨/替诺福韦方案增加索磷布韦 C_{max} 38%，但降低索磷布韦 AUC 3%；维帕他韦 C_{max}，AUC 和 C_{min} 分别增加 47%，53% 和 57%，依非韦伦 C_{max}，AUC 和 C_{min} 分别降低 19%，15% 和 10%。依非韦伦/恩曲他滨/替诺福韦方案与雷迪帕韦/索磷布韦联合应用，对依非韦伦、恩曲他滨和索磷布韦暴露没有影响，但增加替诺福韦 AUC 98%，降低雷迪帕韦 AUC 34%，尽管没有剂量调整推荐，但两者联用需密切监测肾功能。依非韦伦不推荐与艾诺全（格卡瑞韦/哌仑他韦）联用，因依非韦伦降低格卡瑞韦/哌仑他韦血药浓度，导致疗效降低，抗逆转录病毒药物与抗 HCV 药物相互作用见表 13-2-2。

表 13-2-2　抗逆转录病毒药物与抗 HCV 药物相互作用表

药物	达拉他韦	索磷布韦	奥比帕利/达塞布韦	艾尔巴韦/格拉瑞韦	索磷布韦/维帕他韦	索磷布韦/雷迪帕韦	Sofosbuvir/Velpatasvir/Voxilaprevir	Glecaprevir/Pibrentasvir
齐多夫定	◈	◈	◈	◈	◈	◈	◈	◈
阿巴卡韦	◈	◈	◈	◈	◈	◈	◈	◈
拉米夫定	◈	◈	◈	◈	◈	◈	◈	◈
替诺福韦	◈	◈	◈	◈	◆	◆	◆	◈
恩曲他滨	◈	◈	◈	◈	◈	◈	◈	◈

续表

药物	达拉他韦	索磷布韦	奥比帕利/达塞布韦	艾尔巴韦/格拉瑞韦	索磷布韦/帕他韦	索磷布韦/雷迪帕韦	Sofosbuvir/Velpatasvir/Voxilaprevir	Glecaprevir/Pibrentasvir
司他夫定	◈	◈	◈	◈	◈	◈	◈	◈
依非韦伦	◈	◈	◆	◆	◆	◈	◆	◆
奈韦拉平	◈	◈	◆	◆	◆	◈	◆	◆
洛匹那韦	◈	◈	◆	◆	◈	◈	◆	◆
利托那韦	◈	◈	◈	◈	◈	◈	◈	◆
达芦那韦	◈	◈	◆	◆	◈	◈	◆	◆
拉替拉韦	◈	◈	◈	◈	◈	◈	◈	◈
多替拉韦	◈	◈	◈	◈	◈	◈	◈	◈

注：◈ 没有预期的相互作用，可以联合使用。

◈ 有潜在药物相互作用，联合使用需谨慎。

◆ 存在药物相互作用，避免联合使用。

三、抗逆转录病毒药物与抗真菌药物相互作用

齐多夫定与肾毒性或骨髓抑制药物（如两性霉素、喷他脒、氨苯砜、乙胺嘧啶、氟胞嘧啶、更昔洛韦）伴随应用，可增加发生齐多夫定不良反应的风险，如确需联合应用，须密切监测肾功能和血象，必要时减量使用。氟康唑分别增加齐多夫定 C_{max} 和 AUC 84％和 74％，两者联用不常规调整齐多夫定剂量，但应密切监测潜在的不良反应。拉米夫定、替诺福韦、恩曲他滨和司他夫定分别与氟胞嘧啶联合应用尚未进行研究。氟胞嘧啶被代谢为 5－氟尿嘧啶，进一步再被二氢嘧啶脱氢酶代谢，此酶也参与嘧啶类似物的分解代谢途径，由于竞争可能会增加其血液毒性，需密切监测血象，必要时考虑减少氟胞嘧啶剂量。替诺福韦应避免与肾毒性抗真

菌药物联合使用，如不可避免需要与两性霉素 B 或有肾毒性的药物伴随应用，则应密切监测肾功能。替诺福韦与伊曲康唑联用，伊曲康唑经 CYP3A4 代谢，对伊曲康唑代谢没有明显影响，但替诺福韦前药是 P-gp 底物和 P-gp 抑制剂，伊曲康唑可能增加替诺福韦前药的吸收，因此，增加全身替诺福韦血药浓度，推荐监测替诺福韦相关不良反应，包括肾毒性监测。司他夫定与肾毒性药物两性霉素 B 联用，需监测肾功能，司他夫定剂量可相应调整。酶诱导剂依非韦伦与卡泊芬净联用降低后者 AUC 和谷浓度 20%～40%，建议卡泊芬净 70 mg 负荷剂量，随后给予每日剂量 70 mg。依非韦伦和伏立康唑联合使用导致伏立康唑血药浓度降低，而依非韦伦血药浓度增加，当依非韦伦 400 mg/d 与伏立康唑 200 mg，每日 2 次，联合应用时，伏立康唑 C_{max} 和 AUC 分别降低 61% 和 77%，依非韦伦血药浓度 C_{max} 和 AUC 分别增加 38% 和 44%，故不推荐两者标准剂量联用，如需联用则伏立康唑维持剂量 400 mg 每日 2 次，而依非韦伦每日剂量为 300 mg，两者联合治疗结束时依非韦伦恢复初始剂量。依非韦伦和泊沙康唑联合使用，导致泊沙康唑血药浓度 C_{max} 和 AUC 分别下降 45% 和 50%，而依非韦伦 AUC 没有影响，C_{max} 增加 13%，不建议二者联用，除非患者受益大于风险。依非韦伦与伊曲康唑联合应用，不影响依非韦伦血药浓度，与单独使用伊曲康唑比较，非感染健康志愿者依非韦伦 600 mg/d 联合伊曲康唑 200 mg 每日 2 次，使伊曲康唑稳态血药浓度 AUC、C_{max} 和 C_{min} 分别降低 37%、39% 和 44%，羟基伊曲康唑分别降低 35%、37% 和 43%，由于没有伊曲康唑剂量推荐，不推荐两者联用，建议改换其他抗真菌药物方案。奈韦拉平和伊曲康唑联合应用伊曲康唑血药浓度 C_{max} 和 AUC 分别下降 38％和 61％，美国处方信息不推荐两者联合应用。酶诱导剂奈韦拉平与卡泊芬净联用降低后者 AUC 和谷浓度 20％～40％，建议卡泊芬净 70 mg 负荷剂量，随后给予每日剂量 70 mg。奈韦拉平 200 mg 每日 2 次与氟康唑 200mg/d 联用，氟康唑血药浓度 C_{max}、AUC 和 C_{min} 没有影响，但增加奈韦拉平暴露 100％，应避免两者联用。奈韦拉平和泊沙康唑联合应用，泊沙康唑主要以原形通过大便清除，少部分通过葡萄糖苷酸化（UGT1A4）生物转化，但是泊沙康唑是 CYP3A4 强抑制剂，明显增加奈韦拉平血药浓度，两者联用需密切监测不良反应。尽管奈韦拉平和伏立康唑没有联用研究，但是，体内试验显示伏立康唑抑制依非韦伦代谢，推测伏立康唑也可以抑制除依非韦伦的其他非核苷类逆转录酶抑制剂（NNRTIs），因此，伏立康唑与任何 NNRTIs 联合应用时应小心监测药物的毒性和疗效。利匹韦林和唑类抗真菌药物联用时，由于唑类药物为 CYP3A4 酶抑制剂，可能会导致利匹韦林血浆浓度增加，两者联用时不需要调整剂量，但应密切监测。伏立康唑和利托那韦联合应用，导致伏立康唑浓度降低，利托那韦 400 mg 每日 2 次，联合伏立康唑 200 mg 每日 2 次，对利托那韦 C_{max} 和 AUC 没有影响，但伏立康唑 C_{max} 和 AUC 分别下降 66％和 82％，应避免两者联合使用，伊曲康唑和利托那韦联用导致伊曲康唑血药浓度增加，需密切监测疗效和不良反应，伊曲康唑每日最大剂量不超过 200 mg；泊沙康唑为 CYP3A4 强抑制剂，与利托那韦联用可能会增加利托那韦暴露，需注意监测不良反应和疗效。达芦那韦＋利托那韦与三唑类药物联用导致药物相互作用，伊曲康唑与达芦那韦＋利托那韦联用，达芦那韦和伊曲康唑血药浓度增加，联用时伊曲康唑每日最大剂量不超过 200 mg，泊沙康唑与达芦那韦＋利托那韦联用，增加达芦那韦和利托那韦血药浓度，需要密切监测副作用；伏立康唑与达芦那韦＋利托那韦联用，降低伏立康唑 AUC 39％，不建议联用，除非利益/风险评估证明获益。达芦那韦/考比司他与三唑类抗真菌药物联用存在药物相互作用，与氟康唑联用，药物相互作用没有确切临床意义，但是欧洲产品标签提示氟康唑药物浓度可能会增加，两者联合使用时注意临床监测；与伊曲康唑联合使用增加达芦那韦/考比司他和伊曲康唑血药浓度，联合使用时密切临床监测，伊曲康唑每日不超过 200 mg；与泊沙康唑联合应用时，增加达芦那韦/考比司他药物暴露，欧洲产品标签提示泊沙康唑与考比司他联合应用时，增加泊沙康唑药物浓度，两者联用时密切临床监测。捷扶康与三唑类药物联合应用，三唑类药物氟康唑、伏立康唑、伊曲康唑和泊沙康唑为 CYP3A4 抑制剂，其中伏立康唑、伊曲康唑和泊沙康唑为强抑制剂，氟康唑为中度抑制剂，泊沙康唑主要以原形通过大便清除，少部分通过葡萄糖苷酸化（UGT1A4）生物转化，联用时增加艾维雷韦、考比司他暴露，伊曲康唑血药浓度增加，伊曲康唑每日最大剂量不超过 200 mg，伏立康唑和泊沙康唑血药浓度也可能增加，应用时应充分评估获益和风险，如果确实需联合用药，建议密切监测，该代谢途径与恩曲他滨和丙酚替诺福韦没有药物相互作用。捷扶康与氟胞嘧啶联用没有相应研究，氟胞嘧啶被代谢为 5－氟尿嘧啶，进一步再被二氢嘧啶脱氢酶代谢，此酶也参与嘧啶类似物的分解代谢途径，由于竞争可能会增加血液毒性，这种相互作用机制不太可能影响艾维雷韦/考比司他和丙酚替诺福韦（与富马酸替诺福韦二吡呋酯相比，替诺福韦血药浓度降低90％），但可能会影响恩曲他滨血药浓度，因此需要密切监测血药浓度，必要时调整剂量。抗逆转录病毒药物与抗真菌药物相互作用见表13-2-3。

表13-2-3 抗逆转录病毒药物与抗真菌药物相互作用表

药物	两性霉素B	卡泊芬净	阿尼芬净	氟康唑	伏立康唑	泊沙康唑	伊曲康唑	氟胞嘧啶
齐多夫定	◆	◆	◆	◆	◆	◆	◆	◆
阿巴卡韦	◆	◆	◆	◆	◆	◆	◆	◆
拉米夫定	◆	◆	◆	◆	◆	◆	◆	◆
替诺福韦	◆	◆	◆	◆	◆	◆	◆	◆
恩曲他滨	◆	◆	◆	◆	◆	◆	◆	◆
司他夫定	◆	◆	◆	◆	◆	◆	◆	◆
依非韦伦	◆	◆	◆	◆	◆	◆	◆	◆
奈韦拉平	◆	◆	◆	◆	◆	◆	◆	◆
利匹韦林	◆	◆	◆	◆	◆	◆	◆	◆
洛匹那韦	◆	◆	◆	◆	◆	◆	◆	◆
利托那韦	◆	◆	◆	◆	◆	◆	◆	◆
达芦那韦＋利托那韦	◆	◆	◆	◆	◆	◆	◆	◆
达芦那韦/考比司他	◆	◆	◆	◆	◆	◆	◆	◆

续表

药物	两性霉素 B	卡泊芬净	阿尼芬净	氟康唑	伏立康唑	泊沙康唑	伊曲康唑	氟胞嘧啶
拉替拉韦	◈	◈	◈	◈	◈	◈		◈
多替拉韦	◈	◈	◈	◈	◈	◈	◈	◈
捷扶康*	◈	◈	◈	◆	◆	◆	◆	◈

注：◈没有预期的相互作用，可以联合使用。

◆有潜在药物相互作用，联合使用需谨慎。

◆存在药物相互作用，避免联合使用。

*捷扶康为艾维雷韦/考比司他/恩曲他滨/丙酚替诺福韦（Elvitegravir/Cobi/FTC/TAF）复合制剂。

四、抗逆转录病毒药物与抗癫痫药物相互作用

齐多夫定与苯妥英钠联用，苯妥英钠血药浓度降低，两者联用需监测苯妥英钠血药水平；卡马西平由 UGT2B7 葡萄糖苷酸化，由于竞争葡萄糖苷酸化，卡马西平和齐多夫定联用可能增加卡马西平浓度，两药临床药物相互作用尚不清楚，因卡马西平的葡萄糖苷酸化在整个代谢过程中的重要性存在争议；苯巴比妥与齐多夫定联用降低齐多夫定浓度，小鼠实验显示苯巴比妥诱导齐多夫定葡萄糖苷酸化 4 倍；丙戊酸钠与齐多夫定联用，增加齐多夫定 AUC 80%，两者联用不需调整剂量，但需密切监测齐多夫定潜在毒性反应。有关替诺福韦和托吡酯联用的情况没有相应研究，但是基于药物代谢和消除药代动力学，二者不发生药物相互作用，然而，两药均具有肾毒性，替诺福韦可导致范可尼综合征，托吡酯可导致肾结石，使用替诺福韦时应避免伴随或近期使用肾毒

性药物，如两者联用不可避免，则需密切监测肾功能。依非韦伦与苯妥英钠联用，可能增加或降低苯妥英钠和/或依非韦伦血药浓度，依非韦伦与以 CYP450 同工酶为底物的抗惊厥药物联用，应定期监测抗惊厥药物浓度；卡马西平 400 mg/d 与依非韦伦 600 mg/d 联用，卡马西平 C_{max}、AUC 和 C_{min} 分别降低 20%、27% 和 35%，卡马西平环氧化物 C_{min} 降低 13%，依非韦伦 C_{max}、AUC 和 C_{min} 分别降低 21%、36% 和 47%，提高卡马西平或依非韦伦的剂量尚无相应研究，没有相应剂量推荐，建议替换抗惊厥药物；依非韦伦与苯巴比妥联用，可能降低苯巴比妥和/或依非韦伦血药浓度，两者联用时应定期监测血药浓度；地西泮通过 CYP3A4 和 CYP2C19 被代谢为去甲基地西泮，此外，其主要通过 CYP3A4 代谢为替马西泮（羟基安定），依非韦伦降低地西泮的暴露，两者联用时应监测临床疗效和戒断症状；依非韦伦降低氯硝西泮血药浓度，两者联用时应对氯硝西泮浓度进行监测。苯妥英钠和苯巴比妥与奈韦拉平联用，降低奈韦拉平浓度，有条件时进行奈韦拉平血药浓度监测；卡马西平与奈韦拉平联用，降低卡马西平血药浓度，可能导致临床疗效降低，需调整卡马西平剂量；奈韦拉平与依非韦伦一样，降低地西泮的暴露，两者联用时监测临床疗效和戒断症状；奈韦拉平降低氯硝西泮浓度，两者联用可能降低氯硝西泮临床疗效，需要调整氯硝西泮剂量。克力芝（洛匹那韦/利托那韦）为 CYP2C9 和 CYP2C19 诱导剂，与苯妥英钠联用，轻度降低苯妥英钠浓度，而苯妥英钠为 CYP3A 诱导剂，导致克力芝浓度降低，可以设想增加克力芝剂量，但临床实践没有剂量调整的评估，与苯妥英钠联用时，克力芝不应每日 1

次；克力芝与卡马西平联用，卡马西平为 CYP3A 诱导剂，导致洛匹那韦浓度降低，而克力芝为 CYP3A 抑制剂，卡马西平浓度增加；苯巴比妥为 CYP3A 诱导剂，导致洛匹那韦浓度降低，可以增加克力芝剂量，但没有评估依据；洛匹那韦与丙戊酸联合使用，8 例 HIV 阳性患者洛匹那韦 AUC 降低 38%，对丙戊酸浓度没有明显影响，然而，有一例报道丙戊酸浓度降低 48% 而引起躁狂加剧，需要增加丙戊酸剂量；地西泮通过 CYP3A4 和 CYP2C19 被代谢为去甲基地西泮，此外，主要通过 CYP3A4 代谢为羟基安定，克力芝为 CYP3A4 抑制剂，可增加地西泮血药浓度，延长睡眠时间，需要减少地西泮剂量；洛匹那韦与氯硝西泮联用，增加氯硝西泮钠浓度，两者联用时减少氯硝西泮剂量。利托那韦降低苯妥英钠浓度，两者联用需增加苯妥英钠剂量，同时仔细监测疗效和治疗浓度；利托那韦增加卡马西平浓度，两者联用需降低卡马西平剂量，监测不良反应；苯巴比妥为 CYP3A4 诱导剂，降低利托那韦血药浓度而使治疗失效，应小心联用，并定期监测蛋白酶抑制剂浓度；利托那韦降低丙戊酸浓度，小心联用，两者联用时增加丙戊酸剂量，并监测治疗效果和治疗浓度；利托那韦增加地西泮浓度，欧洲 SPC 禁忌联用，因有导致极度镇静和呼吸抑制风险，美国处方信息建议降低剂量；利托那韦与氯硝西泮应小心联用，利托那韦增加氯硝西泮浓度，需要降低氯硝西泮剂量，进行氯硝西泮治疗浓度监测。苯妥英钠为 CYP3A4 诱导剂，苯妥英钠与达芦那韦/考比司他联用，明显降低后者浓度，导致治疗失效和耐药发生，两者联用属于禁忌，应考虑改变抗惊厥药物；卡马西平与达芦那韦/考比司他联用属于禁忌，两者联用卡马西平浓度明显升高，而达芦那韦/考比司他浓度明显降低，导致治疗失效和耐药发生，应考虑改变抗惊厥药物；苯巴比妥与达芦那韦/考比司他联用属于禁忌，卡马西平诱导 CYP3A4，使达芦那韦/考比司他浓度明显降低，导致治疗失效和耐药发生，应考虑改变抗惊厥药物；达芦那韦/考比司他为 CYP3A4 抑制剂，与地西泮联用增加地西泮暴露，延长睡眠时间，需要减少地西泮剂量；达芦那韦/考比司他与氯硝西泮应小心联用，两者联用达芦那韦/考比司他增加氯硝西泮浓度，需要降低氯硝西泮剂量，进行氯硝西泮治疗浓度监测。苯妥英钠和苯巴比妥为强的药物代谢酶诱导剂（对 UGT1A1 尚不清楚），然而，如果苯巴比妥与拉替拉韦联合应用不可避免，拉替拉韦调整为每日 2 次，并密切监测抗病毒疗效反应；丙戊酸主要通过 UGTs 1A6、1A9 和 2B7 葡萄糖醛酸化，再通过 CYP2C9 和 CYP2C19 代谢，据报道丙戊酸对代谢没有诱导效应，故对拉替拉韦和多替拉韦暴露没有影响，但是，小样本系列研究报道，多替拉韦与丙戊酸联用，降低多替拉韦 AUC 80%～90%，药物相互作用机制不清楚，因此，拉替拉韦和多替拉韦与丙戊酸联用时，推荐仔细监测临床疗效、拉替拉韦和多替拉韦药物浓度。苯妥英钠和苯巴比妥诱导 UGT1A1 和 CYP3A，降低多替拉韦暴露，由于没有足够的数据进行剂量推荐，美国处方信息建议避免苯妥英钠和苯巴比妥与多替拉韦联用，然而，欧洲 SPC 建议多替拉韦 50 mg 每日 2 次；卡马西平（300 mg，每日 2 次）与多替拉韦（50 mg，每日 1 次）联用，多替拉韦 C_{max}、AUC 和 C_{min} 分别降低 33%、49% 和 73%，对于 HIV 初治或经治，整合酶初治患者，与卡马西平联用时，多替拉韦剂量为 50 mg，每日 2 次。苯妥英钠和苯巴比妥为 CYP3A4 诱导剂，与捷扶康联用明显降低艾维雷韦/考比司他浓度，导致治疗失效和耐药发生，两者联合应用属于禁忌，应考虑改变抗惊厥药物；卡马西平与捷扶康联用，增加卡马西平浓度，而明显降低艾维雷韦/考比司他浓度，两者联合应用属于禁忌，应考虑改变抗惊厥药物；艾维雷韦/考比司他为 CYP3A4 抑制剂，可明显增加地西泮暴露，地西泮与捷扶康联用时，应进行密切临床监测，对可能延长睡眠时间和/或呼吸抑制采取正确的医学管理，地西泮与恩曲他滨和丙酚替诺福韦没有药物相互作用；因氯硝西泮经 CYP3A4 代谢，与捷扶康联用可增加氯硝西泮浓度，需减少氯硝西泮剂量并小心使用，进行氯硝西泮药物浓度监测，氯硝西泮与恩曲他滨和丙酚替诺福韦没有药物相互作用；丙戊酸主要通过 UGTs 1A6、1A9 和 2B7 葡萄糖醛酸化，再通过 CYP2C9 和 CYP2C19 代谢，据报道，丙戊酸对代谢没有诱导效应，故对艾维雷韦/考比司他的暴露没有影响。但是，小样本系列研究报道，多替拉韦与丙戊酸联用，降低多替拉韦 AUC 80%～90%，药物相互作用机制不清楚。因此，与丙戊酸联用时，推荐仔细监测临床疗效和艾维雷韦/考比司他药物浓度，由于艾维雷韦/考比司他轻微诱导 CYP2C9，联用时需监测丙戊酸药物浓度，丙戊酸与恩曲他滨和丙酚替诺福韦没有药物相互作用。抗逆转录病毒药物与抗癫痫药物相互作用见表 13-2-4。

表 13-2-4　抗逆转录病毒药物与抗癫痫药物相互作用表

药物	苯妥英钠	卡马西平	苯巴比妥	丙戊酸钠	地西泮	氯硝西泮	左乙拉西坦	托吡酯
齐多夫定	◈	◈	◈	◈	◇	◇	◇	◇
阿巴卡韦	◈	◈	◈	◇	◇	◇	◇	◈
拉米夫定	◈	◈	◈	◇	◇	◇	◇	◇
替诺福韦	◈	◈	◈	◇	◇	◇	◇	◆
恩曲他滨	◈	◈	◈	◇	◇	◇	◇	◇
司他夫定	◈	◈	◈	◇	◇	◇	◇	◇
依非韦伦	◈	◈	◈	◈	◇	◇	◇	◇
奈韦拉平	◈	◈	◈	◇	◈	◇	◇	◇
洛匹那韦	◈	◈	◈	◈	◈	◈	◇	◈
利托那韦	◈	◈	◈	◈	◈	◈	◇	◈
达芦那韦/考比司他	◆	◆	◆	◇	◈	◈	◇	◈
拉替拉韦	◈	◈	◈	◈	◇	◈	◇	◈
多替拉韦	◆	◈	◈	◈	◇	◈	◇	◈
捷扶康	◆	◈	◈	◈	◈	◈	◇	◈

注: ◇没有预期的相互作用，可以联合使用。

◈有潜在药物相互作用，联合使用需谨慎。

◆存在药物相互作用，避免联合使用。

捷扶康为艾维雷韦/考比司他/恩曲他滨/丙酚替诺福韦（Elvitegravir/Cobi/FTC/TAF）复合制剂。

五、抗逆转录病毒药物与主要降脂药物和心血管病药物相互作用

阿托伐他汀（10 mg，每日 1 次）与依非韦伦（600

mg，每日 1 次），阿托伐他汀 C_{max}、AUC 和 C_{min} 分别降低14％、43％和 69％，总的活性药物（包括代谢产物）C_{max}、AUC 和 C_{min} 分别降低 15％、32％和 48％，对依非韦伦药物浓度没有影响，两者联用时需定期监测胆固醇水平，需要时调整阿托伐他汀剂量；氯沙坦主要经 CYP2C9 转换为活性代谢产物，体外数据显示依非韦伦抑制 CYP2C9，从而降低有药理活性的代谢产物，目前依非韦伦和氯沙坦联用仍没有相关的药物调整经验；钙离子通道拮抗剂如非洛地平、硝苯地平和氨氯地平等为 CYP3A4 底物，经 CYP3A4 代谢，依非韦伦和奈韦拉平为 CYP3A4 诱导剂，与钙离子通道拮抗剂联用降低钙离子通道拮抗剂暴露，需监测疗效，根据治疗反应，必要时增加钙离子通道拮抗剂剂量。阿托伐他汀主要经 CYP3A4 代谢，奈韦拉平为 CYP3A4 诱导剂，降低阿托伐他汀浓度，两者联用时需定期监测胆固醇水平，需要时调整阿托伐他汀剂量。阿托伐他汀（20 mg/d）与洛匹那韦/利托那韦（400/100 mg，每日 2 次）联用，阿托伐他汀 C_{max}、AUC 和 C_{min} 分别增加 4.7 倍、5.9 倍和 2.3 倍，洛匹那韦浓度没有明显影响（C_{max}、AUC 和 C_{min} 分别降低 10％、10％和 8％），除非患者特别治疗需要，否则不推荐联用，使用阿托伐他汀时应尽可能使用最低剂量（每日不超过 20 mg），并进行仔细监测，或者考虑使用 HMG-CoA 还原酶抑制剂如普伐他汀或氟伐他汀与洛匹那韦/利托那韦联用；瑞舒伐他汀与洛匹那韦联用，洛匹那韦谷浓度没有影响，瑞舒伐他汀浓度增加 2 倍，瑞舒伐他汀每日剂量不超过 10 mg；洛匹那韦/利托那韦与钙离子通道拮抗剂联用，增加后者药物浓度，可能导致 PR 间期延长，两者谨慎联用并进行临床监测；缬沙坦为肝摄取转运蛋白 OATP1B1 和 MRP2 底物，洛匹那韦抑制 OATP1B1，导致缬沙坦浓度增加，两者联用需密切监测血压，需要时减少缬沙坦剂量；氯沙坦为肝摄取转运蛋白 OATP1B1 和 MRP2 底物，洛匹那韦抑制 OATP1B1，利托那韦抑制 MRP2，导致氯沙坦浓度增加，两者联用需密切监测血压，需要时减少氯沙坦剂量。达芦那韦/考比司他为 CYP3A4 和 CYP2D6 抑制剂，增加钙离子通道拮抗剂非洛地平、硝苯地平和氨氯地平血浆浓度，两者联用时需密切监测疗效和不良反应；达芦那韦/考比司他（800/150 mg，每日 1 次）与阿托伐他汀（10 mg）联用，因达芦那韦/考比司他可抑制 CYP3A4，OATP1B1 和 BCRP，阿托伐他汀 C_{max} 和 AUC 分别增加 319％和 290％，不影响达芦那韦/考比司他暴露，两者联用时从初始最低剂量开始，美国针对达芦那韦/考比司他药物，标签规定阿托伐他汀不超过 20 mg/d；达芦那韦/考比司他（800/150 mg，每日 1 次）与瑞舒伐他汀 10 mg 联用，因抑制 BCRP，增加瑞舒伐他丁 C_{max} 277％和 AUC 93％，不影响达芦那韦/考比司他暴露，两者联用时从初始最低剂量开始，美国针对达芦那韦/考比司他药物，标签规定瑞舒伐他汀不超过 20 mg/d。缬沙坦为肝摄取转运蛋白 OATP1B1 和 MRP2 底物，达芦那韦抑制 OATP1B1，导致缬沙坦浓度增加，两者联用密切监测血压，需要时减少缬沙坦剂量。艾维雷韦/考比司他与阿托伐他汀联用，增加阿托伐他汀血药浓度，如需两者联用则从初始最低剂量开始，并密切监测浓度和安全性，美国指南推荐阿托伐他汀最大剂量不超过 20 mg/d；艾维雷韦/考比司他与氨氯地平联用，增加氨氯地平 2 倍暴露，两者联用时氨氯地平剂量应降低 50%，并密切监测疗效和不良反应；艾维雷韦/考比司他与硝苯地平和非洛地平联用，增加硝苯地平和非洛地平药物浓度，两者联用时密切监测疗效和安全性；钙离子通道拮抗剂硝苯地平、非洛地平和氨氯地平与恩曲他滨和丙酚替诺福韦没有药物相互作用；氯沙坦主要经 CYP2C9 转换为活性代谢产物，体外数据显示艾维雷韦轻微诱导 CYP2C9，艾维雷韦/考比司他增加氯沙坦活性代谢物浓度，艾维雷韦/考比司他和氯沙坦联用没有以往的药物调整经验推荐，氯沙坦与恩曲他滨和丙酚替诺福韦没有药物相互作用。抗逆转录病毒药物与主要降脂药物和心血管病药物相互作用见表 13－2－5。

表 13－2－5　抗逆转录病毒药物与主要降脂药物和心血管病药物相互作用表

药物	阿托伐他汀	瑞舒伐他汀	阿司匹林	硝苯地平	非洛地平	氨氯地平	缬沙坦	氯沙坦
齐多夫定	◈	◈	◈	◈	◈	◈	◈	◈
阿巴卡韦	◈	◈	◈	◈	◈	◈	◈	◈
拉米夫定	◈	◈	◈	◈	◈	◈	◈	◈
替诺福韦	◈	◈	◈	◈	◈	◈	◈	◈
恩曲他滨	◈	◈	◈	◈	◈	◈	◈	◈
司他夫定	◈	◈	◈	◈	◈	◈	◈	◈
依非韦伦	◆	◈	◈	◆	◆	◆	◈	◆
奈韦拉平	◆	◈	◈	◈	◆	◆	◈	◆
洛匹那韦	◆	◆	◈	◆	◆	◆	◆	◆
利托那韦	◆	◆	◈	◆	◆	◆	◆	◆

续表

药物	阿托伐他汀	瑞舒伐他汀	阿司匹林	硝苯地平	非洛地平	氨氯地平	缬沙坦	氯沙坦
达芦那韦/考比司他	◆	◆	◇	◆	◆	◆	◆	◇
拉替拉韦	◇	◇	◇	◇	◆	◆	◇	◇
多替拉韦	◇	◇	◇	◇	◇	◇	◇	◇
捷扶康	◆	◇	◇	◆	◆	◆	◇	◆

注：◇没有预期的相互作用，可以联合使用。

◆有潜在药物相互作用，联合使用需谨慎。

◆存在药物相互作用，避免联合使用。

捷扶康为艾维雷韦/考比司他/恩曲他滨/丙酚替诺福韦（Elvitegravir/Cobi/FTC/TAF）复合制剂。

参考文献

1. DICK TB, LINDBERG LS, RAMIREZ DD, et al. A clinician's guide to drug-drug interactions with direct-acting antiviral agents for the treatment of hepatitis C viral infection [J]. Hepatology, 2016, 63 (2)：634－643.

2. 廖乃顺，陈文列. 细胞色素氧化酶 P450 家族在中药毒性研究中的应用进展 [J]. 中国药理学与毒理学杂志，2012, 26 (3)：402－405.

3. JYY WONG, ES SEAH, EJ LEE. Pharmacogenetics：The molecular genetics of CYP2D6 dependent drug metabolism [J]. Ann Acad Med Singapore, 2000, 29 (3)：401－406.

附录一　主要抗 HIV 药物

药物名称	缩写	类别	用法与用量	主要不良反应	ARV 药物 DDI 和注意事项
齐多夫定 (Zidovudine)	AZT	NRTIs	成人：300mg，bid；新生儿/婴幼儿：2mg/kg，qid；儿童：160mg/m² 体表面积，tid；口服	(1) 骨髓抑制，严重的贫血或中性粒细胞减少症；(2) 胃肠道不适：恶心、呕吐、腹泻等；(3) 磷酸肌酸激酶 (CPK) 和 ALT 升高；乳酸中毒和/或肝脂肪变性	不能与司他夫定 (d4T) 合用
拉米夫定 (Lamivudine)	3TC	NRTIs	成人：150 mg，bid 或 300mg，qd；新生儿：2 mg/kg，bid；儿童：4 mg/kg，bid；口服	不良反应少，且较轻微，偶有头痛、恶心、腹泻等不适	—
阿巴卡韦 (Abacavir)	ABC	NRTIs	成人：300mg，bid；新生儿/婴幼儿：不建议用本药；儿童：8mg/kg，bid，最大剂量 300 mg，bid；口服	高敏反应，一旦出现高敏反应应终身停用本药；恶心、呕吐、腹泻等	有条件时应在使用前查 HLA－B* 5701，如阳性不推荐使用
替诺福韦 (Tenofovir disoproxil)	TDF	NRTIs	成人：300mg，qd，口服，与食物同服	肾脏毒性；轻至中度消化道不适，如恶心、呕吐、腹泻等；代谢如低磷酸盐血症、脂肪分布异常；可能引起乳酸中毒和/或肝脂肪变性	—

续表

药物名称	缩写	类别	用法与用量	主要不良反应	ARV 药物 DDI 和注意事项
替诺福韦 艾拉酚胺 (Tenofovir alafenamide)	TAF	NRTIs	25mg，qd，10mg，qd（和 Co-bi 或利托那韦合用时）；口服	主要包括头痛、上呼吸道感染、咽炎、咳嗽、腹痛、疲乏等	不推荐 TAF 与利福布丁、利福喷丁、利福平配伍使用
恩曲他滨 (Emtricitabine)	FTC	NRTIs	200mg，qd，口服	偶见头痛、恶心、呕吐和腹泻，皮疹少见，皮肤色素沉着	—
司他夫定 (Stavudine)	d4T	NRTIs	≥60Kg，40mg，bid；<60Kg，30mg，bid；口服	是所有 NRTI 中脂肪萎缩、高脂血症和乳酸中毒发生率最高的，还可引起胰腺炎、周围神经病	—
齐多夫定/ 拉米夫定	AZT/ 3TC	NRTIs	成人：1 片，bid，口服	见 AZT 与 3TC	见 AZT
恩曲他滨/ 替诺福韦	FTC/ TDF	NRTIs	1 片，qd，口服，随食物或单独服用均可	见：FTC/TDF	—
恩曲他滨/ 丙酚富马酸替诺福韦二吡呋酯	FTC/ TAF	NRTIs	成人和 12 岁及以上且体重大于或等于35kg 的青少年患者，1 片，qd，口服。(1) 200mg/10mg；（和含有激动剂的 PI 联用）；(2) 200mg/25mg（和 NNRTIs 或 INSTIs 联用）	腹泻、恶心、头痛	利福平、利福布丁会降低丙酚替诺福韦的吸收，导致丙酚替诺福韦的血浆浓度下降，不建议合用

续表

药物名称	缩写	类别	用法与用量	主要不良反应	ARV 药物 DDI 和注意事项
恩曲他滨/替诺福韦/依非韦伦（FTC/TDF/EFV）			200mg/300mg/600mg，1 片，qd，口服，空腹，最好在睡前，禁用于 CrCl<50ml/min 者	见恩曲他滨、替诺福韦、依非韦伦	<18 岁患者不推荐使用。
恩曲他滨/替诺福韦/利匹韦林（FTC/TDF/RPV）			200mg/300mg/25mg，1 片，qd，口服，进餐时服用	见各药说明书	最好用于病毒载量<10^5 CPs/ml 患者。禁与 PPI 药物合用。
阿巴卡韦/拉米夫定（ABC/3TC）			600mg/300mg，1 片，qd，口服	见 ABC/3TC	用于病毒载量>10^5 CPs/ml 患者的资料有限，由于抗病毒活性较低，不推荐作为初始治疗
阿巴卡韦/拉米夫定/多替拉韦（ABC/3TC/DTV）			600mg/300mg/50mg，1 片，qd，口服	见 ABC/3TC/DTV	用于病毒载量>10^5 CPs/ml 患者的资料有限，由于抗病毒活性较低，不推荐作为初始治疗。如果条件允许，建议对即将使用包含阿巴卡韦治疗方案的 HIV 感染者在治疗前进行 HLA－B* 5701 的筛查。HLA－B* 5701 阳性的 HIV 感染者不应使用含有阿巴卡韦的方案

续表

药物名称	缩写	类别	用法与用量	主要不良反应	ARV 药物 DDI 和注意事项
阿巴卡韦/拉米夫定/齐多夫定 ABC/3TC/ZDV			600mg/1500mg/300mg，1 片，bid，口服。体重＜40Kg，CrCl＜50ml/min 或肝功能不全者不推荐使用	见 ABC/3TC/ZDV	用于病毒载量＞10^5 CPs/ml 患者的资料有限，由于抗病毒活性较低，不推荐作为初始治疗
拉米夫定替诺福韦 (3TC/TDF)				见 3TC 与 TDF	—
奈韦拉平 (Nevirapine)	NVP	NNRTIs	成人：200 mg，bid；新生儿/婴幼儿：5 mg/kg，bid；儿童：＜8 岁，7mg/kg，bid，口服，＞8 岁，4 mg/kg，bid，口服。注意：奈韦拉平有导入期，即在开始治疗的最初 14 天，需先从治疗量的一半开始（1 次/天），如果无严重的不良反应才可以增加到足量（2 次/天）	皮疹，出现严重的或可致命的皮疹后应终身停用本药；肝损害，出现重症肝炎或肝功能不全时，应终身停用本药	引起 PI 类药物血液浓度下降；与茚地那韦 (IDV) 合用时，IDV 剂量调整至 1000 mg，3 次/天
奈韦拉平齐多夫定拉米夫定 (NVP/AZT/3TC)			1 片，bid，口服（推荐用于 NVP 200mg，qd，两周导入期后耐受良好患者）	见 NVP/AZT/3TC	

续表

药物名称	缩写	类别	用法与用量	主要不良反应	ARV 药物 DDI 和注意事项
依非韦伦 (Efavirenz)	EFV	NNRTIs	成人：体重＞60kg，600mg，qd；体重＜60kg，400mg，qd；儿童：体重 15～25kg：200～300mg，qd；25～40 kg：300～400 mg，qd，>40kg：600 mg，qd。口服，睡前服用	中枢神经系统毒性，如头晕、头痛、失眠、抑郁、非正常思维等；可产生长期神经精神作用；可能与自杀意向相关；皮疹；肝损害；高脂血症和高甘油三酯血症	妊娠安全分类中被列为 B 类，与其余 ARV 药物无明显相互作用；不应与其他 NNRTI 类合用
利匹韦林 (Rilpivirine)	RPV	NNRTIs	25 mg，qd，口服，随进餐服用	主要为抑郁、失眠、头痛和皮疹	—
地拉夫定 (Delavirdine)		NNRTIs	400mg，tid，口服，进食无妨	严重皮疹；AST/ALT 升高、头痛等	
依曲韦林 (Etravirine)		NNRTIs	400mg，qd，口服	皮疹	由于药物相互作用，不要与强化的阿扎那韦、替拉那韦以及非强化的 PIs 或其他 NNRTIs 合用
阿扎那韦 (Atazanavir)		PIs	400mg，qd，餐中服	无症状的高间接胆红素血症，头痛、皮疹、胃肠道症状、血脂升高，PT 间期延长	—
地瑞那韦 (Darunavir)		PIs	（地瑞那韦 600mg）bid，餐中服）或（地瑞那韦 800mg ＋利托那韦 100mg）qd，餐中服	有皮疹、恶心和头痛；肝功能不全者慎用	—

177

艾滋病防治
一线医师手册 | AIZIBING FANGZHI YIXIAN YISHI SHOUCE

续表

药物名称	缩写	类别	用法与用量	主要不良反应	ARV 药物 DDI 和注意事项
利托那韦 (Ritonavir)		PIs	主要使用小剂量的利托那韦强化其他 PI 的药代动力学	恶心、呕吐和腹泻，四肢和口周感觉异常，肝炎，胰腺炎，味觉异常，磷酸肌酶和尿酸升高	—
奈非那韦 (Nelfinavir)		PIs	1250mg, bid, 餐中服	腹泻	因有致死性毒性风险禁忌联合应用经 CYP3A4 代谢的药物。由于疗效低，不推荐用于初始方案
替拉那韦 (Tipranavir)		PIs	(替拉那韦 500mg＋利托那韦 200mg) bid, 口服，进餐时		肝病患者慎用。有致死性/非致死性颅内出血，肝炎，致死性肝衰竭报道
福沙那韦 (Fosamprenir)		PIs	福沙那韦 1400mg bid; 或 (福沙那韦 1400mg＋利托那韦 200mg) qd 或 (福沙那韦 1400mg＋利托那韦 100mg) qd 或 (福沙那韦 700mg＋利托那韦 100mg) bid, 口服	皮疹，包括 Stevens-Johnson 综合征	qd 方案：不推荐用于既往使用过蛋白酶抑制剂的患者；若联合依非韦仑，需要增加利托那韦的剂量；既往用过 PI 的患者建议使用强化的 bid 给药方案。和地瑞那韦有交叉耐药风险
茚地那韦 (Indinavir)		PIs	800mg, q8h, 口服，空腹或低脂饮食	肾结石、恶心、轻度间接胆红素升高，ALT/AST 升高，头痛、弱视、视物模糊、金属味和溶血	—

续表

药物名称	缩写	类别	用法与用量	主要不良反应	ARV 药物 DDI 和注意事项
洛匹那韦/利托那韦（Lopinavir/Ritonavir）	LPV/r	PIs	成人：2 片，bid，口服。（每粒含量：LPV 200 mg、RTV 50mg）；儿童：7～15kg，LPV 12 mg/kg 和 RTV 3 mg/kg，bid；15～40 kg，LPV 10 mg/kg 和 RTV 2.5mg/kg，bid	主要为腹泻、恶心、血脂异常，也可出现头痛和转氨酶升高	—
达芦那韦/考比司特（Darunavir/Cobicistat）	DRV/c	PIs	成人：1 片（达芦那韦 800mg/考比司特 150mg），qd，口服。随餐服用，整片吞服，不可掰碎或压碎	腹泻、恶心和皮疹	尚未在妊娠期女性中开展充分、良好对照的研究。考比司特为 CYP3A4 抑制剂。
拉替拉韦（Raltegravir）	RAL	INSTIs	成人：400 mg，bid，口服	常见的有腹泻、恶心、头痛、发热等；少见的有腹痛、乏力，肝肾损害等	—
多替拉韦（Dolutegravir）	DTG	INSTIs	成人和 12 岁以上儿童：50 mg，qd，口服，服药与进食无关	常见的有失眠、头痛、头晕、异常做梦、抑郁等精神和神经系统症状，和恶心、腹泻、呕吐、皮疹、瘙痒、疲乏等，少见的有超敏反应，包括皮疹，全身症状及器官功能损伤（包括肝损伤），降低肾小管分泌肌酐	当与 EFV、NVP 联用时，按每日两次给药

续表

药物名称	缩写	类别	用法与用量	主要不良反应	ARV 药物 DDI 和注意事项
丙酚替诺福韦/恩曲他滨/艾维雷韦/考比司他（TAF/FTC/EVG/c）		INSTIs＋NRTIs	成人及年龄为 12 岁及以上且体重至少为 35kg 的青少年，1 片，qd，口服，随食物服用（每片含 150mg 艾维雷韦、150mg 考比司他、200mg 恩曲他滨和 10mg 丙酚替诺福韦）	腹泻、恶心、头痛	不建议和利福平、利福布丁合用
阿扎那韦/考比司他（Atazanavir/Cobicistat）			阿扎那韦 300mg/考比司他 150mg，1 片，qd，口服	见阿扎那韦、考比司他	不与奈韦拉平联用，不推荐合用依非韦仑；与 FTC－TDF 联用时，禁用于 CrCl＜70ml/min 患者；
多替拉韦/利匹韦林（DTV/RPV）			50mg/25mg，1 片，qd，口服	见 DTV/RPV	—
艾博韦泰（Albuvirtide）		长效融合抑制剂	160mg/针，320mg，qw，静脉滴注	血甘油三酯、胆固醇升高，腹泻等	由于不经细胞色素 P450 酶代谢，与其他药物相互作用小
恩夫韦地（Enfuvirtide）		融合抑制剂	90mg，bid，(CrCl≥35ml/min 者无需调整剂量)；儿童：每次 2mg/kg（最大 90mg），bid；皮下注射	注射局部反应（红斑、硬结、结节、囊肿）、过敏反应（发热、皮疹、寒战、恶心/呕吐、血压下降、AST/ALT 升高）	—

续表

药物名称	缩写	类别	用法与用量	主要不良反应	ARV药物DDI和注意事项
马拉维若 (Maraviroc)		CCR5 拮抗剂	口服，与进食无关；150mg bid，（合用药物中包括CYP3A 抑制剂）；300mg，bid，联合 用药无显著相互作用时；600mg， bid，合用药物有CYP3A诱导剂 包括依非韦伦等		—
考比司他 (Cobicistat)	Cobi	CYP3A4 抑制剂	150mg，与其他药物合用	代谢系统：糖尿、高血糖、总 胆固醇升高等；肌肉骨骼系 统：横纹肌溶解、肌酸激酶升 高；泌尿生殖系统：肾病、获 得性Fanconi综合征、肾结石、 血尿等；神经精神系统：头 痛、抑郁、失眠；肝脏：黄 疸、ALT升高等；胃肠道：恶 心、呕吐、腹泻、腹痛、血清 淀粉酶升高、脂肪酶升高；血 液系统：中性粒细胞减少；皮 肤：皮疹	

附录二

表 1 抗逆转录病毒药物与抗结核药物相互作用表

药物	异烟肼	利福平	利福喷丁	利福布丁	吡嗪酰胺	乙胺丁醇	链霉素	阿米卡星	左氧氟沙星	莫西沙星
齐多夫定	◇	◇	◇	◇	◇	◇	◇	◇	◇	◇
阿巴卡韦	◇	◇	◇	◇	◇	◇	◇	◇	◇	◇
拉米夫定	◇	◇	◇	◇	◇	◇	◇	◇	◇	◇
替诺福韦	◇	◇	◇	◇	◇	◇	◇	◇	◇	◇
恩曲他滨	◇	◇	◇	◇	◇	◇	◇	◇	◇	◇
司他夫定	◇	◇	◇	◇	◇	◇	◇	◇	◇	◇
依非韦伦	◇	◇	◇	◇	◇	◇	◇	◇	◇	◇
奈韦拉平	◇	◆	◇	◇	◇	◇	◇	◇	◇	◇
洛匹那韦	◇	◆	◇	◇	◇	◇	◇	◇	◇	◇
利托那韦	◇	◆	◇	◇	◇	◇	◇	◇	◇	◇
达芦那韦+利托那韦	◇	◆	◇	◇	◇	◇	◇	◇	◇	◇
达芦那韦/考比司他		◆	◆	◇	◇	◇	◇	◇	◇	◇
拉替拉韦	◇	◇	◇	◇	◇	◇	◇	◇	◇	◇
多替拉韦	◇	◇	◇	◇	◇	◇	◇	◇	◇	◇
捷扶康*		◆	◆	◇	◇	◇	◇	◇	◇	◇

注：◆没有预期的相互作用，可以联合使用。

◆有潜在药物相互作用，联合使用需谨慎。

◆存在药物相互作用，避免联合使用。

*捷扶康为艾维雷韦/考比司他/恩曲他滨/丙酚替诺福韦（Elvitegravir/Cobi/FTC/TAF）复合制剂。

表 2 抗逆转录病毒药物与抗 HCV 药物相互作用表

药物	达拉他韦	索磷布韦	奥比帕利/达塞布韦	艾尔巴韦/格拉瑞韦	索磷布韦/维帕他韦	索磷布韦/雷迪帕韦	Sofosbuvir/Velpatasvir/Voxilaprevir	Glecaprevir/Pibrentasvir
齐多夫定	◆	◆	◆	◆	◆	◆	◆	◆
阿巴卡韦	◆	◆	◆	◆	◆	◆	◆	◆
拉米夫定	◆	◆	◆	◆	◆	◆	◆	◆
替诺福韦	◆	◆	◆	◆	◆	◆	◆	◆
恩曲他滨	◆	◆	◆	◆	◆	◆	◆	◆
司他夫定	◆	◆	◆	◆	◆	◆	◆	◆
依非韦伦	◆	◆	◆	◆	◆	◆	◆	◆
奈韦拉平	◆	◆	◆	◆	◆	◆	◆	◆
洛匹那韦	◆	◆	◆	◆	◆	◆	◆	◆
利托那韦	◆	◆	◆	◆	◆	◆	◆	◆
达芦那韦	◆	◆	◆	◆	◆	◆	◆	◆
拉替拉韦	◆	◆	◆	◆	◆	◆	◆	◆
多替拉韦	◆	◆	◆	◆	◆	◆	◆	◆

注：◆没有预期的相互作用，可以联合使用。

◆有潜在药物相互作用，联合使用需谨慎。

◆存在药物相互作用，避免联合使用。

艾滋病防治
一线医师手册 | AIZIBING FANGZHI YIXIAN YISHI SHOUCE

表3　抗逆转录病毒药物与抗真菌药物相互作用表

药物	两性霉素B	卡泊芬净	阿尼芬净	氟康唑	伏立康唑	泊沙康唑	伊曲康唑	氟胞嘧啶
齐多夫定	◆	◆	◆	◆	◆	◆	◆	◆
阿巴卡韦	◆	◆	◆	◆	◆	◆	◆	◆
拉米夫定	◆	◆	◆	◆	◆	◆	◆	◆
替诺福韦	◆	◆	◆	◆	◆	◆	◆	◆
恩曲他滨	◆	◆	◆	◆	◆	◆	◆	◆
司他夫定	◆	◆	◆	◆	◆	◆	◆	◆
依非韦伦	◆	◆	◆	◆	◆	◆	◆	◆
奈韦拉平	◆	◆	◆	◆	◆	◆	◆(黑)	◆
利匹韦林	◆	◆	◆	◆	◆	◆	◆	◆
洛匹那韦	◆	◆	◆	◆	◆	◆	◆	◆
利托那韦	◆	◆	◆	◆	◆(黑)	◆	◆	◆
达芦那韦＋利托那韦	◆	◆	◆	◆	◆	◆	◆	◆
达芦那韦/考比司他	◆	◆	◆	◆	◆	◆	◆	◆
拉替拉韦	◆	◆	◆	◆	◆	◆	◆	◆
多替拉韦	◆	◆	◆	◆	◆	◆	◆	◆
捷扶康*	◆	◆	◆	◆	◆	◆	◆	◆

注：◆没有预期的相互作用，可以联合使用。

◆有潜在药物相互作用，联合使用需谨慎。

◆存在药物相互作用，避免联合使用。

*捷扶康为艾维雷韦/考比司他/恩曲他滨/丙酚替诺福韦（Elvitegravir/Cobi/FTC/TAF）复合制剂。

184

表 4　抗逆转录病毒药物与抗癫痫药物相互作用表

药物	苯妥英钠	卡马西平	苯巴比妥	丙戊酸钠	地西泮	氯硝西泮	左乙拉西坦	托吡酯
齐多夫定	◈	◈	◈	◈	◈	◈	◈	◈
阿巴卡韦	◈	◈	◈	◈	◈	◈	◈	◈
拉米夫定	◈	◈	◈	◈	◈	◈	◈	◈
替诺福韦	◈	◈	◈	◈	◈	◈	◈	◈
恩曲他滨	◈	◈	◈	◈	◈	◈	◈	◈
司他夫定	◈	◈	◈	◈	◈	◈	◈	◈
依非韦伦	◈	◈	◈	◈	◈	◈	◈	◈
奈韦拉平	◈	◈	◈	◈	◈	◈	◈	◈
洛匹那韦	◈	◈	◈	◈	◈	◈	◈	◈
利托那韦	◈	◈	◈	◈	◈	◈	◈	◈
达芦那韦/考比司他	◆	◆	◆	◈	◈	◈	◈	◈
拉替拉韦	◈	◈	◈	◈	◈	◈	◈	◈
多替拉韦	◆	◈	◆	◈	◈	◈	◈	◈
捷扶康	◆	◆	◆	◈	◈	◈	◈	◈

注：◈ 没有预期的相互作用，可以联合使用。

◈ 有潜在药物相互作用，联合使用需谨慎。

◆ 存在药物相互作用，避免联合使用。

捷扶康为艾维雷韦/考比司他/恩曲他滨/丙酚替诺福韦（Elvitegravir/Cobi/FTC/TAF）复合制剂。

表5 抗逆转录病毒药物与主要降脂药物和心血管病药物相互作用表

药物	阿托伐他汀	瑞舒伐他汀	阿司匹林	硝苯地平	非洛地平	氨氯地平	缬沙坦	氯沙坦
齐多夫定	◆	◆	◆	◆	◆	◆	◆	◆
阿巴卡韦	◆	◆	◆	◆	◆	◆	◆	◆
拉米夫定	◆	◆	◆	◆	◆	◆	◆	◆
替诺福韦	◆	◆	◆	◆	◆	◆	◆	◆
恩曲他滨	◆	◆	◆	◆	◆	◆	◆	◆
司他夫定	◆	◆	◆	◆	◆	◆	◆	◆
依非韦伦	◆	◆	◆	◆	◆	◆	◆	◆
奈韦拉平	◆	◆	◆	◆	◆	◆	◆	◆
洛匹那韦	◆	◆	◆	◆	◆	◆	◆	◆
利托那韦	◆	◆	◆	◆	◆	◆	◆	◆
达芦那韦/考比司他	◆	◆	◆	◆	◆	◆	◆	◆
拉替拉韦	◆	◆	◆	◆	◆	◆	◆	◆
多替拉韦	◆	◆	◆	◆	◆	◆	◆	◆
捷扶康	◆	◆	◆	◆	◆	◆	◆	◆

注：◆没有预期的相互作用，可以联合使用。

◆有潜在药物相互作用，联合使用需谨慎。

◆存在药物相互作用，避免联合使用。

捷扶康为艾维雷韦/考比司他/恩曲他滨/丙酚替诺福韦（Elvitegravir/Cobi/FTC/TAF）复合制剂。